# 新型コロナ
# ワクチン後遺症の早期改善が叶う
# 薬物を用いない治療方法

この療法は多くの難治性疾患からガン治療までを網羅します。

【著者】
たかはしクリニック院長
高橋嗣明

【協力】
GSI研究所（株）研究開発者
長谷川幸夫
一般社団法人
日本先進医療臨床研究会

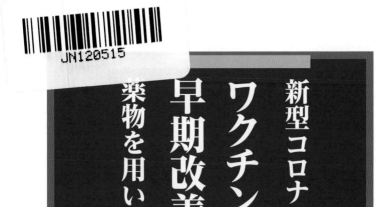

# 巻頭言

初代厚生労働大臣　坂口力

この本の巻頭言を、初代厚生労働大臣を務めた人間が書いてよいものか、迷いを払拭できないままペンを持つことになりました。

世界中で一日に出る医学論文は、数千編におよぶと言われています。日本の医師たちはその一部しか見ていないことになり、私などはさらに少ない論文しか目を通していないのが現実です、それでも特異な内容に出会うと心のときめきを覚えます。最近のときめきの一つを、今日は紹介することになります。この本の協力者、長谷川幸夫氏の文章を手にした時、最初は正直なところ何を書こうとしているのか、よく理解できなかったのが現実です。しかし、基礎代謝と言う言葉に戸惑うところがあり、基礎代謝、基礎代謝?.?.?　私は口の中で何度か反芻したことを覚えています。言葉そのものは知っていましたが、病気の根源に基礎代謝を考えたことはなかったからです。

基礎代謝の賦活（活性化）が免疫力の強化と化学物質の排泄を車の両輪として引き起

こし、合わせ技で疾病の快復と予防を可能にするという論理に釘付けされました。初めて聞く言葉の数々、その位置づけ、私は感動を覚えました。

真偽のほどは分からないが、いままで気負うことなく使っていた医学用語に、突然に重大な意味づけを行うことは勇気のいることに違いありません。諸悪の根源はここにあり、と明言するには勇気のいることであり長時間を要した事と思われます。

長谷川幸夫氏は、医療従事者でないため言葉の乱暴さを感じるところもありますが、よく噛みしめると論理構成には見習うべきところがあります。18年間の積み重ねに敬意を表したいと思います。奥方にまで、いつまでも金にならないことをやっていないで、と言われたよし、さぞ苦悶の日々であったと思います。

この長谷川氏にタオルを投げていただいた、この本の著者、高橋嗣明先生にも敬意を表します。

高橋嗣明先生の文章を拝見して、同じ医師としての発想に心の穏やかさを感じながら、長谷川理論の正しさを感じた次第です。高橋先生は、現代医療の多くは一つの症状・病態の緩和が目的です、と述べられています。そして、健康に導くことを前提にしていない、とも書かれています。御指摘の通りでありますが、今まで諸悪の根源はこれだという理論がなかったことも事実でした。今後、高橋先生を中心にして長谷川理論がさらに研究され、基礎代謝の考え方に臨床からの意見が加えられていくものと思います。

私は長谷川氏の文章を拝見しましたとき、思い浮かんだのが慢性炎症でありました。基礎代謝も慢性炎症も高齢化と関係があります。双方ともに肥満が関係し、サイトカインも関わりがあります。高齢化により基礎代謝が低下する。肥満が起こり、高齢と肥満により老化細胞が増加します。炎症性サイトカインにより慢性炎症が起こり、生活習慣病に結びつきます。根元は高齢化であり、基礎代謝の低下と老化細胞の増加が基本になっていると考えた次第です。この二者は基礎代謝の低下があって老化細胞が増加することも考えられるし、この逆もあり得ると思います。

もう一つ、私には思い出すことがありました。議員時代からカネミ油症の問題に関与してきました。九州地方を中心に起こった問題であり、ＰＣＢとＰＣＤＦ（ダイオキシン）が体内に入り、子供や孫の時代になっても抜けきらない公害の一つです。これらの物質を体外に出す方法は今までなかったのです。黒い赤ちゃんが生れるという衝動的な出来事もありました。患者の多い五島列島を何度も訪れ、患者の皆さんや市長さんとも話をしてきましたが、解決できないまま今日を迎えています。私は長谷川氏に手紙を書き、協力を申し入れました。協力いただけるという返事をいただいています。問題解決の日が来るかも知れません。問題はダイオキシンも排泄できるかどうかです。

そして、もう一つの問題はガンの治療にどう効果があるかです。世界の学者が長年取り組んで来た問題であるだけに、そう簡単に解明され、快復するとは思いませんが、今までとは全く違った論理立てで対応していることに期待を寄せています。医師でない人の着眼点の方が本質に迫ることもあるからです。

一例報告に見られますように、化学療法と併用したところ、その副作用が一切現れず、ガン自体も完治していた。そうした例が5例集まれば大変な問題提起になると思われます。

高橋先生のところで集大成されると聞いて胸が躍ります。

# はじめに

ほぼ毎日、困難な状況から早期に抜け出された患者様から「これを世に出していただいた方に感謝します」という言葉をいただきます。

この本はその事実を知っていただくためのものです。

衝撃的な治療手段というものは実在するようです。

例えば、力のあるヒーラーの手で難治性の病態が魔法のように改善する時の感動にも似た驚きです。絶望の淵にいる困難な病態の患者さんが改善し、喜びを得ることは医者冥利に尽きます。

このような療法に出会うと、世界には優秀な治療法がまだまだ数多く存在するだろうと夢が膨らみます。

この本で紹介する療法を中心とした取り組みによって、毎日のように新しい改善に出会えています。多くの医療者にぜひ、この事実を知っていただき、あなたに光が射すことを心から願います。

## ◆臨床医としての体験からの現代医療に対する疑問

この本を出すきっかけの一つは、新型コロナや、ワクチン接種の副作用で困っている多くの患者さんが総合病院などを受診すると、血液検査・画像検査など多くの検査を行った結果、「特に病態に結びつくものはありません」「ワクチンの副作用ではありません」と断言されることが多いことです。

また、その多くは精神科を紹介されます。

自分には理解できない病態の患者を、精神科に紹介する医師は珍しくありません。

それに憤りを感じている方々へ、希望を届けたい思いからです。

ワクチン内の「スパイクタンパクを細胞内で作るということがどのようなことであるのか?」これだけでも少し考えれば、これらの因果関係を否定することがなぜ出来るのかと理解に苦しみます。

**今回のような長期の臨床経験のないワクチンの評価は、全ての論文や報告書を自ら目**

**を通して考えるべきです。医者はいつからここまで人体に対する謙虚さを失い怠慢にならざるを得ない状況になったのでしょうか？**

本書で紹介する**MDα**（マルチデトックスアルファ）という製品（物質の組み合わせ）は薬のように作用してあなたを治すのではありません。ただあなたの体を本来持っている機能に戻すことで、自分で治るお手伝いをするものです。人間の機能は侮れないと痛感します。

振り返ると大学病院や総合病院で勤務していた際、日々自分の専門分野の医療だけに四六時中追われている気がしていました。休日も関係なく24時間、受け持ちの患者さんと急患の問い合わせがあります。

当然、その日の連絡を受ける当番医はいるのですが、連絡がつかない時もありますので、緊急時は直接上司である医師に連絡がくるのは当たり前のことなのです。このことに不満も疑問もなく「やりがい」を糧に多くの医師は働いています。

何の話か？　といえば、**勤務医の多くは広い視野で「人間とは何か？」「病とは何か？」という問題に向き合う時間より、目の前の専門分野だけの患者さんに向き合う時間にほとんどの時間が費やされ、残りの余力は家庭へと注がれる**という話なのです。

さらに広い視野で医療が見ることが出来なくなっている原因に、「保険診療と自費診療を同じ疾患・病態に行ってはならない」という、**混合診療は行えない**という実に厄介な縛りが存在します。

現在、混合診療が行えない国はカナダ、イギリスそして日本だけのようです。しかし、日本以外の2か国は医療用に大麻も使用でき、イギリスはホメオパシー医学が伝統的にも発達していることで、日本とは比べ物にならないほど患者さんの治療範囲が広いのです。

イギリスから帰国した方からのコメントでは、「**日本はあまりにも医療が狭く、しかも遅れている**」と繰り返し聞きます。残念ながら、この事実はほとんどの日本の医師には届いていないのでしょう。

以前にアメリカの病院から送られてきた乳ガンの治療経過の書類を日本の知人の専門医に渡したところ「勉強になった。どうやら10年以上はこの国の医療は遅れている」と話していました。

現状で使える知識と技術で、足踏みをしている場合ではないのです。私たち日本の医師は、この医療情報の鎖国とも言える日本で、医療に胸を張っているのは滑稽なことだと自覚しなければなりません。

保険診療内で治せるのであれば、なぜこのようにガンをはじめ多くの病は増え続けるのでしょう？　なぜ生活習慣病の多くは死ぬまで薬を飲まなければいけないのでしょうか？精神疾患も増え続けて膨大な量の薬物が消費されるのに、社会や学校に戻れない患者さんが減らないのはなぜでしょう。

日本では二十歳から六十歳までの死亡原因の一位〜二位は自殺者です。

私の友人で分子栄養学を学ぶ多くの精神科医（薬以外の選択肢を多く持っている稀有な医師）は「**90％のうつ病には薬物はいらない**」と断言します。抑うつの患者さんに処方する薬の誤りで、衝動性が起き、死ぬことに恐怖心がなくなることで自殺へ導かれる問題を指摘しています。

しかし、このような事実を多くの精神科医は知りません。ガイドラインにはないからです。最近では内科でも気軽に抗うつ薬が処方されます。安易な処方は時に死を招きます。

薬物を否定するつもりはありません。

ただし、**ガイドライン治療はあくまで誰でもある程度結果が出せる指標に過ぎません。患者さんから読み取れる情報はその指標からでは全く足りない**と感じています。よってそれを安全に使いこなす技量は医者個人に委ねられているのが現状です。

**この治療方法のみに沿って処方する危うさに鈍感になっていることがよくある**ので

す。また、その他の安全な治療の知識を得ようとしない怠慢さは患者さんの不利益になるだけでなく、時に命も奪っている事実が存在するのです。

「大きな学会が定めたガイドラインの方針から診療を行っていれば訴えられることはない」と医者は口にします。また、「厚生労働省の認めていない治療は全て胡散臭い、金儲け主義の治療である」と言い切る医師も少なくありません。

患者さんの病態を多方面から解析してゆくことには興味はなく、自分にとって安全（問題があっても起訴されない）であること、ある程度の効果は得られること、現時点では重大な副作用は表面上（製薬会社と学会報告）ではないこと。これが治療の選択枝なのです。

つまり「患者さんのため」の前に「保身」が隠れているのではないでしょうか？

事実として、薬剤の副作用の隠ぺい問題と許可をした大学の研究機関とのお金の問題などが問われる事例は、残念ながら常に存在しています。

そんな中でも保険診療内で行える漢方を患者さんために深く学ぶひたむきな医療者も

存在します。

逆に、学びもせず保険医療から漢方を外そうとする力も存在するのが現状です。

これからも分かるように「人間が健康でいるための探求」も「生命の尊厳」もない、ただ医者個人や組織の保身を隠して、健全な医療を語ることが当たり前になっているのです。

一般の方は医師とは最先端の知識を持って、人間の身体に関して知り尽くした職業人であると勘違いさされているようです。

**現実は残念なことに日々の忙しさとガイドライン治療以外を学ぶ機会も、試す機会も取り上げられて、わずかな治療手段で戦わされていることにも気づかない状況なのです。そのため、専門医のプライドが足かせになっていることが多いようです。**

自分の知らないことは深く調べもせずに否定する、もしくは受け付けようとしない医師はとても多いような気がします。権威にある立場の医師ほどそれは露骨なことが多いものです。

人体は、まだほとんどのことが理解できていません。なので、少し視点を変えて、その結果はなぜだろう？　と興味を持つことで医療は進歩してきたはずです。今の医療体制や教育のままでは、多くの善良な医者は「忙しくて、そんな余裕はない」という言い訳の中で、現代医療のよどみの中に沈んでいるような気がします。

このような「現代医療のプライドと怠慢」の中での被害者は、弱者である患者さんなのです。安全で試す価値のある医療はとてもたくさんあるのです。

あなたが医療者であったならば、人体の経絡を説明できますか？
生体マトリックスと生体エネルギーの関係に関して理解していますか？
漢方の本質的な意味を少しでも語ることは出来ますか？
世界中の保険診療内（先進諸国だけでも）の医療にどのようなものがあるのか知っていますか？

理解できないものを否定するのではなく、「それはなぜだろう？」とワクワクするから科学は進歩するのだし、目覚ましい発見や次の医療が生まれるのだと思います。

かつて、98％解明がされていない遺伝子の非ＤＮＡコード領域をジャンク（ゴミ）遺伝子と権威のある学者が呼んでいたことを思い出します。この本は医者になって最もワクワクを感じた体験記でもあり、今もその感動は日々更新されています。

この先は、他の安全な療法との組み合わせによって、さらに治療の幅を広げてゆきたいと願っています。

**「人間は薬で治せないものでも、高い確率で簡単に良くなることもある」**ことを知ってください。

医療者の方々は、この治療方法をご自身の脇に置いていただき、少しだけ寛容な目で見てください。そして興味のある方は試してください。おそらく驚かれることになります。そして、更なるご自身の工夫で目の前の患者さんを救ってください。

臨床効果の全てが科学的な解明がされているわけではありませんが、統合医療を行う治療者であれば、その原理を自分の理論も含めてご理解されるはずです。

**MDα（マルチデトックスアルファ）**という製品に関しての（※注）研究・論文もありますが、まずは臨床医としましては、安全に早い結果が得られることがとても大切なはずです。私も研究者時代もありましたので、どのようにこれを証明してゆくかに関しての実験系を考えるのはとても楽しいのですが、より優秀な研究者の方々による今後の結果を楽しみにしています。

（※注）この治療の基礎研究は、京都大学と大阪大学の大学院の先生方との研究論文があります。巻末のリンクからインターネットでお読みいただけます。

## 生命が本来の力を取り戻すこととは？

現代医療の多くは一つの症状・病態の緩和目的です。
残念ながら健康に導くことを前提にしていません。

・本来の治療とはもともと人間が兼ね備えている力強い生命の機能を取り戻す方向に導くことだと思います。
・まずは自分の病態を考えた上で、食生活を中心とする生活全般を見直して、その優先順位を決めて見直す方法を学習することから全ては始まります。

この本がそのきっかけになることを願います。

（※）理屈はどうでも良いという方は、当院での臨床経験が記載されている、第三章の「当院での臨床経験」からご覧ください。

《目次》

## 第二章　医療現場で効果を上げている方法

# 第一章

## 医療の基本からもう一度考える

## ◆医療の第一原則

**治療を行うものは、その治療行為で患者さんを傷つけてはならない。**

多くの医師は「そんなことを今さら、当たり前だろ！」と言うでしょう。

はたしてそうでしょうか？　多くの医療者は「狭い医療の枠で判断しているかも？」と疑問に思わないものです。それどころか世界水準からかなり遅れて来ている日本の医療に胸を張っていることが当たり前なのです。

そのため、自らの処方での弊害に気が付かないのです。残念なことですが、医者は患者さんを健康にすることではなく、「対症療法で重大な合併症が起きないようにコントロールしてあげている」と思っています。そのような視点からでは「**患者さんを薬物で傷つけている事実**」には気が付かないものです。

**薬害の勉強を積極的にしたことがない**

## 副作用に関して生化学的に説明ができる努力をしない
## 最新の生体内での解毒の仕組みを勉強をしたことがない

この3つを知らないだけでも潜在的に罪を犯しています。さらに患者さんに高圧的に接する行為は、脳へのストレスになって全ての機能を落とさせますが、残念ながら自覚のない医師は多いようです。

まずは知らないことに謙虚になることだと思います。

患者さんは、謙虚にあなたの声に耳を傾けること（幅広く情報を得る努力）をしない医師を信用しない、ということを知るべきです。

医者は人の身体を診る特権を持っていますが、その権利に見合う努力を無自覚に放棄していることに残念ながら気がついていないことが多いようです。個人的な見解ですので、不愉快な思いをさせてしまうかもしれないことを承知で言葉にしています。

これまでの経験では優秀な医師ほどとても腰が低くて謙虚です。相手の意見を自分の尺度で評価せず、知らない情報を子供の様に目をキラキラさせて、聞き入ります。大学教授のような立場になってもこのような先生にお会いするととても救われた気がします。

人間に対する興味が強い医師は人を傷つけませんが、多くの医師の、意識しない無関心が悲劇を作り出すのです。

## ◆現在医療の弊害

医者が行う薬物医療の多くは、本質的な根本治療を目指しているものではありません。急性期においては、この現代医療の恩恵に預かるのは事実です。

つまり、ほとんどのガイドライン治療の目的はその疾患の症状を緩和し、重大な合併症を引き起こさないための一手段なのです。

これも悪くはないのですが、ほとんどの慢性疾患は病院で薬を処方してもらい、厄介な状態にならないように通い続けなくてはなりません。

しかも、ほとんど医療現場において、この薬物治療から抜け出す方法を指導されることはありません。でも指導料は毎回取られています。知っていましたか？「○○さん。塩分には気を付けてくださいね」とか「タバコ控えましょうね」の一言が指導になっています。

時には薬だけとりに行く度に、

「お変わりありませんか？」

「では同じ薬をお出ししますね。お大事に！」

この会話だけでもカルテ上は何かしらの指導したことになって、指導料はとられています。

よく当院で耳にする患者さんの不満に、

「薬を減らしてもらいたいのだけど、どうすればいいですか？」

と、医師に相談すると、

「この薬は大切なもので、生涯必要です」

とだけ厳しく言われて生活の助言などはないと耳にします。このような医師は多く、知識が低く、プライドは高い医師に共通する傾向があります。

ガイドラインを口にする医者の多くは、それに反対する論文は見ずに否定して、無視する傾向にあります。当然、その薬物の生体内での薬理作用や生化学的作用は製薬会社からのものだけで理解した気になっているので、議論にすらなりません。

当院だけでも生活習慣や栄養の過不足、ものの考え方の指導だけで薬が止められた方はとてもたくさんいます。時には同じ降圧剤の処方が漫然と行われていた場合、その降圧剤を止めてもまったく血圧が上がらない方もいます。面倒がる医者の処方ほどそんなものです。

痛みの治療などでも、必ずしも必要としないケースでもとりあえずレントゲンを撮って、問題なければ鎮痛剤のみ処方される医師は多いです。

急性期の疼痛治療は否定しませんが、慢性疼痛でも永遠と処方は続きます。漢方と経絡を少し学べば解熱鎮痛薬は弊害でしかありませんし、そのようなものを使用しなくてもほとんどの痛みと痺れは改善します。急性期でも薬物を使用しなくても鎮痛は行える方法があっても、多くの医師は、それがガイドラインに記載されていないというだけで学ぼうとしないのです。

愚痴ばかりなっていますが、開業する少し前までは私もその一員でした。

**一般治療よりはるかに効果があって、副作用のない治療が存在するなどとは想像もしていませんでした。**なので、ここまでの文章は、私自身の反省文でもあります。

未知の人体に謙虚になることで、現代医療の良いところとその他の療法が歩み寄ることができれば、救われる患者さんはとても多くなるはずです。

## ◆今までの治療での気づき・疑問

### ＊栄養療法で出来たこと

『**オーソモレキュラー療法**』とは、必要に応じた至適量のビタミン＆ミネラルを採血結果から謎解きのように身体の仕組みを読み取り（血液データからの細かな読み取りは日本独自のものです）、不定愁訴や疾患・病態と食生活環境を照らし合わせて体の恒常性を得るものです。また、消化管の炎症に及ぼす影響や糖質過剰での自律神経障害の関連など、人体の生化学的に証明されている情報を総合的に解読して、症状・病態の本質を探索してゆく医療体系です。

私はもともと形成外科医です。そのため、先天性の形態異常（小耳症、口唇口蓋裂、合指症、多指症など）ケガで損傷した組織を元の形に戻す外科医なのですが、重症の火傷や他の科の患者さんの治らない傷などを診てきましたので、組織修復のための栄養と循環、感染の管理の知識はそれなりにはありました。

ただし、10年前に開業して分子整合栄養療法を学んでからは、あまりにも栄養の知識が足りていないことを恥じました。

**医者は医学部で栄養を学ぶのは、生化学の講義のごく一部だけです。しかも古い。管理栄養士でさえも、世界水準からは10年から20年は遅れをとっています。**

総合病院勤務時に、知人の旦那さんが腎盂ガンの末期になったことで、かねてから興味のあったオーソモレキュラー療法での知識で、抗酸化のアプローチと高濃度ビタミンC点滴などで、治療をさせていただく機会がありました。見違えるように体調も改善して、もとの生活にしばらくは戻れたことから、さらに大きく認識が変わり始めました。

この後も多くの末期がんの患者さんの治療を行いましたが、著しい体調改善や肝転移の消失などは行えても完治に導くには難しいと感じました。

ただし、多くの患者さんが抱える不定愁訴（片頭痛、慢性疲労、副腎疲労、睡眠障害、抑うつ、多動症、悪夢、集中力の低下、不登校……など）に対しては、**非常に多くの病態が栄養の足し算と、食生活のアドバイスで改善できることがわかりました。**

この療法は、最新の生化学上の事実を元にしているため効果も大きいのです。

「**人は昨日までの食べ物で出来ている**」ことの意味です。

今でも分子栄養学の基礎は、医療を行う上では最低限押さえて置くべき知識であることは間違いないと思っています。

「**食を語れないものは医師にあらず**」ということです。

## ＊栄養療法で出来なかったこと

オーソモレキュラー療法での工夫で改善・完治できた病態や疾患はとても多く、これに腸の治療を加えることで安全に患者さんを導ける実感はありました。

しかし、この治療だけでは難治性の精神疾患、自己免疫疾患や各種ガン、脳の変性疾患（重度のアルツハイマー型認知症、大脳皮質基底核変性症、小脳変性症）の根本的な解決には難しいと感じました。

薬を使用しなくても多くの病態改善は行えても、それは一部の難治性の疾患に関しては安全な対処療法の域と同じなのです。

## ＊その次の重金属の解毒治療

栄養療法の足し算で困難な病態は何らかの物質の引き算が大切と考えて、解毒治療のチームに参加して、あらためて現在わかっている解毒の仕組みに関して学び、その治療を始めました。

重金属は出生時に胎盤を介して濃縮して胎児に渡されます。化学物質も同様です。

アメリカでは有機水銀、無機水銀の解毒能力を毛髪・尿・血液から調べることが出来ます。最も問題があるのは生体にある水銀を始めとする重金属が毛髪などに出てこない患者さんです。

口腔内にアマルガム（50％水銀の歯の詰め物）がある方は重大なリスクを抱えているのです。日本では海外でも使用禁止となる歯の詰め物に利用される金属（水銀・パラジウム合金など）の規制が驚くほど緩い国なのです。

最新の知識での解毒の治療を行うことはとても大切なことです。

難治性の皮膚疾患や動脈硬化に伴う循環障害を見事に改善できることもあります。

ただし、多くの疾患での結果は、解毒のデータ的には改善されても病態改善は予想に反して効果は少ないと感じました。

それはなぜでしょう？

おそらく多くの難治性疾患は、化学物質の影響の関与が大きいのではないかと思います。そのため重金属の解毒を、キレーション（点滴・経口）などで行うだけでは早期に病態を改善させにくいのでないかと考えます。

解毒能力の獲得はとても大切です。良い方向に身体が向かっていることは間違いがないのですが、臨床医としては早く患者さんに喜んでもらいたいという欲求が果たしづらいと感じていました。そのため、食事や日用品（洗剤・洗顔料・シャンプー類・生理用品など）の選択や口腔内環境・腸内細菌叢の環境改善は治療の工夫で対応していました。

### ＊重金属以外の毒物

化学物質の種類は非常に多彩で種類が多く、日常に溢れています。

そもそも現代に当たり前のように存在する多くの難治性の病態が、いつから増えてきたかというとまずは産業革命後でした。

その後、日本では戦後からしばらくしてから、胃ガン以外のガンと生活習慣病や脳の変性疾患、精神疾患、発達障害が急増しています。

面白いことに、アメリカで現代生活を行わないアーミッシュの集団には現代人の抱える病がとても少ないようです。発達障害などはとくに少ないようです。これはとても大きなヒントであり、予防・治療の根本的なものです。

この生活集団にはネオニコチノイド系の農薬、除草剤、添加物、遺伝子組み換え食品が存在しない世界であるからです。

では日本はどうでしょう？

ご存知の方も多いでしょうが、**今列挙した全ての化学物質と食品の世界一の消費国なのです。**

日本は世界で最も不妊治療をしている国であり、しかも諸外国に比べて治療の効果が著しく悪いのはご存知でしょうか？

不妊治療の技術に問題はありません。では子供が生まれない理由は？

と考えれば、科学的事実からも日本で多く消費されている化学物質や加工された食品であることは明白な事実です。これらは免疫系にも多大なる影響を及ぼします。

欧米で10年前から減少してきているガンが、日本ではその多くが急増し続けていることの根本的な原因の一つとして、目を向けるべきです。

これらの情報は、忖度のある大手マスコミやそれを容認している政府や行政が取り上げるはずがありません。

２０１８年以降、ほとんどの先進国で製造も販売も禁止となっているマーガリンの規制すらできずにいる国であることを嘆いてください。

欧米では、日本でようやく少しずつ注目されてきたオーガニックは、当たり前の日常です。日本ではオーガニックレストランなどと特別視され、宣伝対象になっているのです。

食における安全に関して、悲しいほどの後進国である日本なのですから、日本の一般的な医者の意識も、指導内容としては、安全には程遠い内容だと思った方が良さそうです。

## ＊エネルギー療法とは？

ガイドライン治療しか信じていない医療者には、振動を介した多くのエネルギー療法は眉をひそめる対象のようです。

生体のエネルギーで知っていることは、大学受験時のミトコンドリアの電子伝達系と解糖系程度で止まっています。

医者はあまり物理学の最新の分野には疎いので、知識のない生体に関する物理学の分野を説明して拒否されるのは当たり前だとは思いますが、人間を治療する権利を国から保証されているにも関わらず、新しくわかってきた人体の仕組みに興味を抱かないのが不思議です。

様々な治療手段が見つかってきていますが、現在知る限りは安全な方法ばかりです。

物質には必ず固有の振動数が存在します。水晶の振動数を利用したのがクオーツ時計であるように、生体内では各細胞単位で情報交換をしていることが最新の研究で調べられてきました。

腸内細菌たちも、この情報のやり取りに関わっています。

テラヘルツ波がなければ、生命の維持が出来ないことも事実であり、これに関連する治療効果があるのも当たり前のことなのです。

鍼灸における経絡での効果は、現在はアジア圏より欧米の方が研究も・実践も進んでいると聞きます。

日本では、鍼灸師の行う治療の本質に興味を示す医師は稀ですし、実践することはさらに稀というか、変わり者扱いされかねない状況です。

「そんなものは医者のやることではない」と、口にすることは珍しくありません。

私も首から上だけの経絡で全身の調節を行う鍼を習っているのですが、これも生体のエネルギーの調節治療のひとつです。

また、漢方治療も好んで利用しますが、陰陽や五行説は生命活動をつかさどる気のエネルギーそのものを分類して、個別に調節します。とても奥深く高次元のエネルギーまで視野に入れての考えは最新のエネルギー医学のはるか上を理解していると感じています。

しかし、医師の中で漢方の考え方に興味を示す医師は少なく、私も医師会で「風邪に漢方なんか出しているの？」と言われたことがあります。このような医師はさすがに多くはないと願いたいのですが、学ばないことの愚かさを口にすることは医療業界では珍しくありません。

ガイドライン治療信者の多くは、自分の知らない治療を「そんなものはプラセボだよ」とよく言います。

薬剤の二重盲検比較試験でも、必ずプラセボ（効果の期待されないものでの効果）を並べて、有意差を述べています。

では、このプラセボとはなんでしょう？

これは「人の思い込みだけで薬剤ほどではないが、ある程度の効果をもたらす力が存在する」ことを認めていることそのものではないでしょうか。

つまり思考のエネルギーの存在と効果を、誰もが認めているわけです。

これは何を意味するのかと考えると、弱者である患者さんに対して投げかける医師の一言で「病を悪化させる可能性がある」ことを示しています。

しかし、医療現場では「この抗ガン剤治療を行わなければ、余命は２ヶ月だよ」などと口にします。

先進諸国で、ガンを発生も死亡率も抑えられていない医療であるにも関わらず、狭い情報の中だけで患者さんを陥れているのではないでしょうか？

医者から発せられる言葉も、重要なエネルギー治療のひとつであると認識しなくてはいけません。

常々、この「プラセボ」を薬剤と同様な効果が発揮できる方法があれば、副作用もなく安全に利用ができるのでは？　と思っています。


当院では末期のガンの患者さんも診ておりますので、ガンの治療が簡単ではないことは理解しています。しかし、余命2ヶ月～半年と宣告された体調も優れない方で、仕事や家事に戻り、数年した今も元気にクリニックに通っているという方は複数人います。

標準治療しか行えない一般病院の医師方は、三期（遠隔転移がある）以降の患者さんにはある程度の諦めがどこかにあって、学会での統計をもとに話をされるのでしょう。

しかし、言霊は最先端の「水の科学」の論文を読めば、人体に多大なる影響を与えかねないことが理解できるはずです。

欧米では薬剤の持つ固有の電磁波（振動数）をＣＤの信号に転写して、その上に水を置き、それを飲むことで薬剤の効果得られるという方法も行われています。

エイズウイルスの発見で、ノーベル賞を受賞したリュックモンタニエ先生の別の実験系で、「水の情報伝達」というものがあります。

これは純水の入った試験管内の特定の遺伝子から発せられる電磁波の情報は、隣に置いた純水のみの試験管内からも同様な電磁波が発せられます。

次にこの遺伝子の入っていない純水を、ＰＣＲにかけて増幅すると同じ遺伝子が確認できるというものです。

さらにこの電磁波をパソコンの信号に置き換えて送信した先の純水内にも、同様の遺伝子が発現されます。

簡単に述べると、水素と酸素原子しかない中に振動という情報を与えるだけで、遺伝子さえも再現できるということです。

振動（波動）を利用した治療は、ロシアやドイツでは保険治療にもありますが、まだ日本では多くの医療者はまがい物の「トンデモ医療」であると眉をひそめます。

大きな組織からの情報を盲目的に信じて、自分では探求しない。エビデンスがあっても理解しようとしない頑固さは何によって作られているのでしょうか?

そこに意図的なものがあるのであれば誰の利益のためでしょうか?

新しい医療はこのように多くの日本の医療者の知らない間に、すぐ目の前まできているのです。

# 第二章

## 現場で効果を上げている方法

## ◆人間が健康を維持するために必要な条件

人間が日々健康に生きられる身体を維持するために、必要な条件を整理すると、以下のようになります。

①栄養を効率よく吸収・輸送して、必要な細胞に届ける
②腸内細菌叢の環境が良くなり、免疫細胞が活性化する
③体の全ての機能を低下させる化学物質、重金属を排泄しやすい状態にする
④ミトコンドリアの機能が改善し、エネルギーを効率よく作れる
⑤細胞膜の機能が良好になる
⑥核内から細胞質、そして細胞外に続く生体マトリックス構造の機能の正常化
⑦細胞間の情報伝達機能の改善
⑧生体外からのエネルギー情報を選択して、効率よく受信・利用できる
⑨思考のエネルギーを良い方向で利用できる

①～⑨によってエネルギー体としての生命活動・恒常性の維持がされるわけですが、化学物質などは時に急速に、多くはゆっくりと人間が本来持つ機能を侵してゆきます。

結果として多くの基礎代謝能力は低下して、さらに厄介な物質は増えてゆくわけです。

また、多くの化学物質も重金属も胎盤を経由して、胎児に濃縮して渡されます。

この悪循環の連鎖を止めるためには、日々の生活を見直す必要があります。

しかし、これらの機能が元の状態に戻る方法があれば、人は自分の力で治るものだと思います。

結果として
・人生にやりがいを感じ
・毎日が楽しく
・体や精神が安定し
・全てのものに愛情を向けられる

以上を常に感じていられるように過ごせることが目標なのだと思います。

さらに付け加えれば、現生の身体を自分だけのものとは感じずに、借り物の肉体を大切にして、良い魂を育てるぐらいまでの意識になりたいものです。

## ◆生体マトリックスについて

**生体マトリックス**は、人体の情報を伝達する構造体です。

そして恒常性を保つために必要な原理そのものです。

しかし、残念ながら**ほとんどの医師はその本質について理解しようとしたことはないのが現状**です。

これを理解しないことは、生体内で神経伝達情報をはるかに超えた速さで情報を細胞に伝えている、基本の仕組みを知らないということになります。

また、多くの薬剤の重大な副作用がどのように起きるのかを、理解しようとしていないことでもあります。

このことに理解があるのは、医師ではなく、むしろ鍼灸師やエネルギー医学に関与する施術者の方たちでしょう。

もしかしたら哲学者や宗教家で「生命とは何か？」を研究している人の方が、理解できているのではないかと思います。

生体マトリックスとは、物理的な情報や磁気的な情報、各物質のもつ固有の振動数の情報、細胞の核内の情報の受け渡しなどを全て行っている構造体を言います。

これは各組織によって固有のタンパク構造を示し、細胞・細胞外の基本的な構造体（テンセグリティー構造）でもあります。

つまり外からの衝撃に対しては、線維骨格をつなぐ磁気の回転によって変形して受け止める構造体でもあり、同時に生体内の情報だけでなく体外からの情報（光・電気・磁気・電磁気・音・重力・思念・宇宙からのエネルギー）をも、生体エネルギーフィールドから受信することにも関与しているものが生体マトリックスなのです。

鍼灸の経絡における生体のエネルギーの情報伝達もこれによるものです。

この情報ネットワークシステムが健全であることが、身体も精神も健康な状態でいられることになるわけです。

**◀生体マトリックが障害を受けるとどうなるか？**

重金属や化学物質は、生体マトリック構造上の間に異物として介在すると、情報が正しくスムーズに伝えられなくなります。

しかし、この異物を取り除くことができれば、生体マトリックスは再結合されます。

例えば、**糸電話の糸が緩んでいたり、もつれたり、間にゴミがいっぱい付着していたら声を振動という情報で伝えることに支障が起きるようなもの**です。

大きく構造が変われば画像上は組織の変性や壊死などで検出されますが、小さな変化は気づかれることがないままになります。

細胞の成れの果ては線維化です（細胞を培養していくと全て最終形態はこの構造になります）。

これは肉眼的にも無秩序に硬く線維化した組織となり、本来の機能を失います。ケロイド・肝硬変・間質性肺炎などの線維化病変がこれに当たります。

いずれも現代医療では正常な組織に戻すことは出来ないとされています。多くの薬物の副作用で間質性肺炎が起きるのは、生体マトリックスの構造の再結合ができない状態とも言えます。

よって、**化学合成された全ての物質（薬、添加物、農薬、化粧品……etc）と天然でも毒性のあるものは可能な限り避けることと、体外への除去を積極的に行う必要があります。**

高周波の電磁波の影響も、この構造の障害として考えなければいけません。

## ◀生体マトリックスの再構築（再結合）

前記した組織の線維化に関して、現代医療が無視する保険適応外の医療で、これらの病態が完治した症例を何例も見たことがあります。

おそらく、「**この生体マトリックスを元に戻す方法が、ほとんどの病を自分の力で治癒に導く、大切な手段である**」と感じています。

麻痺の患者さんが鍼治療でその場で歩けるようになることや、一部のパーキンソン症候群がグルタチオン点滴ですたすた歩けるようになる仕組みも、もしかしたらそれに関係するのではと感じます。

漢方においても精神の安定に処方した結果、ケロイドが消えることがありますが、これも同様な効果ではないかと推測します。

キントン水や水溶性珪素にも同様な効果が存在します。

また、様々なエネルギー療法（テラヘルツ波、レイキ、ホメオパシー、ヒーリングタッチ、音響療法、気功師やヒーラーの力……ｅｔｃ）の効果の本質も生体マトリックスの再結合による全ての情報の健全化と考えています。

私は治療の一環として『**ＭＤα（マルチデトックスアルファ）＝医療用：ＭＡＴＯＲＩＸ**』と

いうサプリメントを使用することがありますが、この投与で間質性肺炎が完治し、不全麻痺や精神疾患の一部が半日で改善するという実例があります。

そこでは同様なことが起きているのではないかと感じるわけです。いつの日かこれらが基礎実験で全て証明されることを願います。

## ◆『MDα（マルチデトックスアルファ）』による、驚くべき病態改善の速さ

『MDα（マルチデトックスアルファ）』での治療を基礎とした取り組みを開始したのは、昨年2021年5月のことでした。

このわずか一年数ヶ月での治療対象は多岐の症状に渡ります。そして、病態によっては、半日から数日程度で劇的な改善を確認できる患者さんがいるのです。

**特に、新型コロナワクチン接種後の副作用患者さんの不定愁訴には、劇的な効果が現**

**れています。**

最近は同じような症状の患者さんが、多数受診されます。その患者さんたちとは、必ず同じような会話をします。

「楽しみにしていてください」

「そして明日から、何がどれだけ改善したか毎日書き留めて、1週間後に教えてください」

そして、一週間後に感動を分かち合うようにしています。

## ◆『MDα（マルチデトックスアルファ）』とは何か？

この『MDα（マルチデトックスアルファ）』というサプリメントの名前は、当初、開発記号としていたのですが、いつの間にか商品名として定着したという経緯があります。

この名前の意味としてお伝えしたいのは「**必要なものは適切に補充し、不要な老廃物や化学物質は体外に分解・解毒・排泄しなければならない**」ということです。

例えば「ミネラル」について、体内に必要な至適存在量がどれだけか、ということについての数値を明らかにした文献は存在しません。

また、ミネラルの働きは触媒物質ですので、それが不足するとどうなるのか、ということについてはあまり知られていません。

このようなケースが多々存在します。

私は、基礎実験での結果と臨床の現場での結果から、この『MDα（マルチデトックスアルファ）』は、「**本来人間が兼ね備えている生きるための力を、元の正常な状態に戻すための手段の一つ**」だと強く感じています。

実際の具体例として、以下のような効果をあげています。

・体の機能を損ねる化学物質を除去
・直接的に基礎代謝能力を元に戻す
・腸粘膜を改善し、栄養の吸収を改善
・必要な栄養の搬送と利用効率を上げる
・細胞膜を保護する
・酵素活性を上げる
・免疫を改善させる

＋

・おそらくですが、生体マトリックスの修復（再結合）にも関与する
（これは推測です）

## ◆『MDα（マルチデトックスアルファ）』の内容成分から考える

それぞれの成分の単独での効果について、記載しています。

以下の各項目をご確認ください。

### ＊フルボ酸（フルボ酸ミネラル）：植物由来

まず、**フルボ酸**とは単一のミネラルではなく、非常に複雑な物質です。

自然に恵まれた森や山が、河口の海の生物たちの豊かさに繋がっているということは、耳にしたことがある人も多いでしょう。

この物質が、**フルボ酸**です。


人にも植物にもかけがえのない物質ですが、現代の食生活の中では野菜・穀物・人工飼育の肉類などに含まれませんので、自然な食物連鎖から外れた現代社会においては「失われた環境の物質」と言われています。

また興味深い事実として、フルボ酸内にはすでに絶滅した種の遺伝子情報が含まれているそうです。

医療的な効果の論文は非常たくさんあります。

研究開発者の長谷川氏いわく、「効果をもたらすためには20ナノ以下まで小さくしなければなりません」。

また、「どのフルボ酸でも同じ効果が得られわけではありません。

古くから民間療法でも使われているフルボ酸ですが、電位のバラツキがあることが唯一の欠点のため、電位が高くて安定した原料の確保が大切なのです」と話しておりました。

『**MDα（マルチデトックスアルファ）**』に使用されているフルボ酸は、完熟堆肥として世界有機農業連盟からＩＦＯＲＭＡの承認番号を取得し、土壌改良にも有効であることがわかっているものを、人体に使用できるようにしたものです。

臨床効果は多彩です。

人体において食品から得られるミネラルの吸収率は効率が悪いものもありますが、フルボ酸は、70種類以上のミネラルとキレート作用（蟹のハサミのように捕らえること）によって効率よく吸収します。

これを**フルボ酸ミネラル**と言います。

この体内吸収率は95％と驚異的な吸収率なのです。

**ミネラルは、ビタミンと共に身体を維持してゆく酵素の働きを助けるため、効率よく機能改善が行えるのです。**

**また吸収と同時に余剰のミネラルを排出して、ミネラルバランスを整えることでのデトックス効果もあります。**

体内酵素の活性は細胞単位での改善であり、全てのホルモンバランスや血流改善、腸内フローラの改善にも関わります。

結果として基礎体温の上昇、自然治癒力の改善につながります。

**海外の研究論文より**

・細胞の再生にはフルボ酸電解質が関与する
・新陳代謝を刺激する
・遺伝子に肯定的な影響を与える
・呼吸中の触媒として作用
・タンパク質への代謝改善
・複数の酵素への活性作用
・細胞膜の浸透性の増強
・細胞分裂・細胞伸長の増強
・栄養素を運ぶ役割
・必須のミネラルをリリースするために珪素を分解
・様々な汚染物質（殺虫剤・除草剤など）を解毒
・強力かつ自然なフリーラジカル捕捉剤であり、優れた酸化防止剤
・毛細血管の血液循環を改善

・電子のドナーとレセプター、両方の電気的平衡を促進
・生体のエネルギー生産性増加
・殺菌作用、抗ウイルス作用

**疾患&病態（改善）**

・甲状腺の機能の改善（機能亢進、機能低下ともに改善）
・各種疾患（喘息・糖尿病・角膜炎・結核・貧血・高血圧）の改善
・皮膚の修復（やけど、皮膚炎、潰瘍、打撲痕）
・発毛効果
・体臭、便臭改善

これらの改善例は、あくまで論文上でのものです。当院のものではありません。

・潰瘍性大腸炎への治療効果92・6％（浣腸での洗浄）

・急性期の胃からの出血の効果95・6％
・胃十二指腸潰瘍の改善91・1％、完治61・1％
・慢性関節リウマチの効果92％（これを含む浴場での治療）
・先天性の神経学的疾患の1年での改善率30・3％
（難聴、精神発達遅滞など）

（※）新型コロナワクチン内の酸化グラフェンの排出にも関与します。

**＊海草由来ナノコロイドヨウ素**

ヨウ素は消毒液に使う劇薬ですが、**天然由来の有機化されたものは無毒**です。
これを人体が吸収し易いように低分子化したものを**ナノコロイドヨウ素**と言います。

開発研究者の長谷川氏の言葉を借りれば、

「ヨウ素も作り方で作用効果が大きく変わる物質である事が分かり、最大の効果を得るには抽出時に有機化が欠かせませんでした。有機である「C」炭素が含まれるか否か。やがて独自の製法に行き着き有機化とナノコロイド化を同時に得る事が出来ました。普段は正常細胞に必須元素として活性を促し、ガン細胞にだけアポトーシスを促し、化学物質のデトックスでは、ミネラルが小さな単位で吸着した化学物質をある程度纏めてキレートする働きを得る事が出来ました」。

というとことです。

フルボ酸と同様に、20ナノ以下にすることが効果的な役割を果たす条件です。

作用としての一つは体内に吸収されると甲状腺に取り込まれて、新陳代謝を活性化し免疫力を活性化します（ここで過剰にならないようにフルボ酸が調節をします）。

また、ナノコロイドヨウ素は糖・タンパクと結合した安定な状態で血管内を移動し、正常細胞より遥かに高濃度にガン細胞やウイルスに取り込まれます。

高濃度であるため、貪食したガン細胞の死滅につながることがわかっています。加えてヨウ素の持つ抗酸化作用によって、細胞膜が守られる効果が得られます。

（※）ガンに対応するためには「コロイドヨード点滴」が注目されていますが、当院の治療では、ナノコロイドヨウ素のカプセルでの内服で行います。

ガン以外では甲状腺機能改善、糖代謝の改善、エイズを含むウイルスや細菌感染に対する効果が期待できます。

**＊植物由来珪素・鉱物由来珪素**

人体においては、骨の柱となる構造体（I型コラーゲン）を支える大切なミネラルであり、その他の組織においても同様に働いているものです。

作用としては高い抗酸化力、デトックス作用血流改善、血管の老化予防、腸内環境の改善など多彩です。

私は日本珪素医療臨床研究会に属しているため、水溶性珪素に関して情報は理学博士である中島敏樹先生の素晴らしい研究報告のごく一部の説明になります。

ご興味のある方は、中島敏樹先生の著書「結び合う命との力・水と珪素と氣―コロイダル領域論」（ビオ・マガジン）を、ぜひ手に取ってください。

東洋医学での「氣」の生体エネルギーや音響のエネルギーなどの電磁波を電圧の変化などで測定し、これに影響される水の構造上の変化を調べた実験は興味深いものです。

また、地球の鼓動と言われる「シューマン周波数」にも注目した内容はワクワクします。

その他の多くの実験結果にて水溶性珪素がいかに生体水に関わり、生体マトリックに関係するのか述べています。

さらに、珪素が人体において、まだまだ未知の臓器である松果体に多いことや、私たちの生命起源とは異なる細胞内のミトコンドリアに多いことなどを考えても、今後はとても夢の広がる分野であると感じています。

以下は簡単な内容のみであり、研究者の方には申し訳ないです。

**・構造体としての効果**

骨質の改善、骨折時の治癒までの時間短縮、肌の潤いと肌質改善、髪を丈夫にするなどです。

**・機能としての効果**

デトックス作用としては消化管内の重金属の除去、また食品内の農薬の除去、放射性物質の除去、体脂肪分解と抗炎症作用（痩身効果、肌荒れ改善、白髪改善）などです。

また、肝細胞活性に働きアルコール、アセトアルデヒドの分解作用はとても効果が早く現れます。

腸の蠕動運動を改善し、腸内環境を良くする効果もあります。

（※）繰り返しますが最も注目すべき生体外からのエネルギーの影響と生体内のエネルギー活動を維持し、そのアンテナであり、超高速に情報を伝える生体マトリックス構造の要が珪素と水の結合した関係なのです。

**＊微量ミネラル**

植物由来のミネラルはフルボ酸、ナノコロイドヨウ素に入っていますのでその他の微量ミネラルを鉱物由来のミネラルで加えることで、食事では十分に摂取が難しいミネラルを補えます。

これにより細胞の機能活性が効率よくなり、優れた恒常性を得られるようになっています。

## ◆エネルギーの転写

これは当院だけでのプラスαです。対照群との比較試験をしていませんので、効果の差は正直わかりません。

どのような物質も固有の振動数が存在します。生体も各細胞組織に固有震度数が存在します。

また意識や思考といった見えないものにも固有の振動数があることがわかっています。

森林浴や自然の音に癒される感覚はこの振動数と電子のやり取りに関係しているわけです。またこれらは水やオイルなどに転写できることが科学的に証明されています。

当クリニックでは**ＭＤα（マルチデトックスアルファ）**に、その時に最善と思われる振動をＲＡＳＨＡという装置を用いて転写しています。

日本ではまだなじみのない考えですが、欧米では医療として受け入れられているものです。

音や光の周波数を用いた治療方法は欧米では医療者にも受けられており、ドイツやロシアでは保険治療にもなっています。

しかし、医療情報において受け手側の問題によって鎖国化している医者の多くは、「波動？　振動のエネルギー？　そんなの金もうけの怪しいものだろ」「まともな医者はやらないよ」と口にします。全世界の科学者や先端の医療現場の常識を学ぶことなく、否定するのは如何なものでしょう。

例えば、テラヘルツの波長が生命の維持に必要不可欠であることは、科学的な事実であるのですが、これは日光の中にも存在し、鉱物からも植物からも発せられている波長です。

これらを使用した治療の取組みは多くの施術者が行っていますが、一定の効果がでており、報告例は多数あります。

その他、この領域の施術はとても多く、周波数での体内調節の世界は日々新しい周波数の組み合わせが発表されているのです。

とても面白く、体に侵襲もなく、時に絶大なる効果をもたらす事実を謙虚に見てゆく包容力がないのであれば、医者として「人を決して傷つけることなく、常に謙虚に人体について学び、病態だけを診ず、人を診ることの大切さ」という最も基本のはずの部分を忘れているのではないかと思います。

「探求せず、否定する」ことはとても浅はかであり、患者さんにとっての不利益でしかありません。

## ◆内容成分からだけでは説明がつかない効果・推測

どのような病態にまで効果があるか?研究開発者の長谷川氏にも相談して、今までの改善報告も確認して治療を行うのですが、患者様からの報告で意外な病態改善を聞くこともあります。

その一つに「不全麻痺で足首が自分の意識ではどうしても上がらない（背屈できない）

方が一日で動くようになった」というものがありました。

実は本書の推薦文を書いてくださった、坂口力先生の体験にも同様なものがありました。

私は鍼治療も行っていますので、鍼による麻痺の改善が直ちに起こることは珍しくない現象なので、おそらくそれと同様なことがこの療法で起きていると考えています。

私たちの脳からの指令は解剖学での神経経路とは違う情報交換が存在することがわかっています。皮膚表面の刺激がその経絡に一致した他の部位での効果発現がある意味は最新の生体エネルギーの解釈で理解されるようになってきました。

つまり、この事象では脳からの指令が神経ではなく、生体マトリックスを介して、前脛骨筋（足首を上げる筋肉）に動かすという情報経路が改善したことを表します。

わかりやすく説明すると、糸電話に声を振動に換えて伝えようとした時、その糸の一部がからまっていたり、異物（例えば化学物質）が付着していたりすれば振動は乱れて正しい声は伝わりません。これと同じことです。

情報というエネルギーは固有の振動です。どうやら**MDα**という製品は鍼治療のように、この生体マトリックスのエネルギーの流れが直ちに改善させる力が存在するのではないかと想像します。

生体マトリックスの改善が行えると考えれば、現代医療では治療が困難な間質性肺炎が完治するのも理解ができます。

また、この療法でなくても、現代医療では組織の線維化病変である間質性肺炎や肝硬変が改善した報告を見たことがありますので、おそらく同様な作用が生じたと推測します。

このような症例は漢方治療で精神的な治療目的で処方した結果、胸のケロイドが全て消えたことを経験したことがあります。これも精神のエネルギーを介した物質の変化ではないかと考えます。

つまり、多くの効果がある中で最も本質的な作用が、この振動を介したエネルギーの情報伝達改善での物質の組み換えだと感じています。

## ◆基礎実験でわかっていること

「サプリメント（ＭＤα）投与における生理活性」は、京都大学大学院・医科研究科と大阪大学大学院・医学系研究科との開発者（長谷川幸夫氏）の共同原著があります。内容は、正常マウスとⅡ型糖尿病マウスを用いたものです。

結果は以下の通りです。

①血糖上昇の抑制作用
②免疫能活性化につながる各種サイトカイン活性化
③腸管保護作用（腸管の絨毛上皮細胞が長くなり、栄養の吸収改善やデトックス作用の改善による免疫能の改善が行えた）またこれに伴い毛並みが改善し、禿の減少も確認されました。

## ◆今後の研究に期待

多くの科学論文は一つの物質の作用・効果を「おそらくこのような結果が得られたのでは？」と推測して、ブラックボックス内のどの部分を証明するのか研究を組み立てます。

またそれが臨床で生かせるかを動物実験で証明する研究を行います。

よって複数の物質の総合的な作用を示すことはとても複雑であり、生化学的な根拠を示すことはなかなか難しいと思われます。

そのため、まずは人間で既に臨床的効果がある事象を動物実験で証明し、次にその生化学的な理由づけを考えてゆくことになるのでしょう。

またこの製品が持つ固有の電磁波をパソコンの信号に置き換えて、同じ結果が再生できるか？　なども興味があるところです。

# 第三章

## 当院での臨床経験

## ◆新型コロナ ワクチン接種後の副作用の改善

新型コロナ感染後の後遺症と、そのワクチン接種後の副反応は、とても類似点が多いと感じます。

**どちらもスパイクタンパクによってもたらされる症状と、それが原因で二次的に発生する症状**のようです。

スパイクタンパクは、アンギオテンシン変換酵素Ⅱ（ＡＣＥ２）受容体につくことで現れる症状が中心です。

この受容体は、ほぼ全身に存在します。

つまり、このスパイクタンパクが各組織の受容体に接合することで、多彩な症状が発生するわけです。

高知大学での発表でワクチン接種した患者さんに発生した帯状疱疹からスパイクタンパクが検出された報告がありましたが、これはわかりやすい結果ではないでしょうか。

新型コロナワクチンは、今までの製造方法とは異なり、このタンパクそのものの情報を、ＲＮＡやＤＮＡの形で注射をします。

もともと今回のワクチンは、SARS-CoV-2 mRNA ワクチンとして開発された手法のものです。

この時に何が起きたかというと**あまりにも副作用の頻度が高く、また免疫が低下する問題のために見送られたもの**なのです。

これは国立感染症研究所からの報告にも免疫低下にいたる見解も含めて発表されています。

また、**今回使用されたワクチンの特許書やワクチン開発研究者の報告書にも、同様な事実が述べられています。**

強力な中和抗体を誘導する事実を優先したいことも理解できない訳ではありませんが、製薬会社が隠蔽していた副作用の報告書に記載されている副作用のおこり得る可能性を説明することなく、一般的な副作用のアナフィラキシー反応・発熱・頭痛・発赤・

倦怠感程度の説明で同意書を書かせてワクチン接種を行うことは、許されるべきことなのでしょうか？

私のクリニックを受診される患者さんからの声で多く聞くのは、「今まで元気にしていた親や身内・同僚がワクチン接種後の翌日〜3日以内に亡くなった」というものです。皆さんの周りにもいるのではないでしょうか？

しかも私が聞く限り、家族が「これはワクチンの副作用ではないのですか？」と担当医師に詰め寄ると「否定はできないでしょう。解剖してもそれは確定できませんがどうしますか？」と言われるそうです。

**結果として、これらの死亡例は厚生労働省の「因果関係は情報が少ないので不明」の数にも入っていません。**

これらは国が発表する人口動態で、明らかに統計学上も否定できない問題として考えていただくしかないようです。

海外ではワクチン接種後に、同様な高齢者の入所施設での死亡例があまりにも多いのでニュースなどでも取り上げられ問題になりましたが、日本のマスコミでは取り扱いませんでした。

報道規制でもあるのでしょうか？

現在の副作用の報告者に関しても、当院受診の患者さんの全てが大きな病院で、

「画像・血液検査では問題は見つかりません」

「新型コロナワクチンの副作用ではありません」

と言われているので、これらは国の統計には入っていません。果たしてどれだけの患者さんが存在しているのでしょう。

**ワクチン接種後の後遺症は、現在２０００種類以上あるとされています。**

ワクチン接種後に四ヶ月で死亡した海外の患者さんの病理解剖の論文には「全ての臓器でスパイクタンパクの mRNA が検出された」ということなので、主症状から引き起こされる随伴症状も含めれば、多彩ものになるはずです。

また、腸には、レセプター（ACEⅡ受容体）が多いため「隠れた腸の炎症性サイトカインの発生から引き起こされる二次的な症状」も含まれますので、症状が多くなるのも理解できます。

このような少し考えれば誰にでもわかりそうな事実を否定するはなぜでしょう？

大きな学会や医師会からの指示待ちなのでしょうか？

中には主訴の多さから「精神科を紹介します」と言われて、悔しい思いと憤りを抱えて受診される方も多いのです。

時にはこのような子どもを抱えた母親が、医師に「明らかにワクチン接種の直後からこのようになった」と強く主張すると、「お母さんも精神科に行った方がいいですよ」と言われた、という方もおいでになりました。

論文も報告書も調べずにこのような言葉を平然と発するなど、その様な話を皆さんはどのように感じられますか？

この怠慢かつ横柄な態度と、言動に人を診る資格があるのでしょうか？

このような事例は珍しくなく、ほぼ毎日患者さんやその家族から耳にしては強い憤りを感じているのです。

**＊患者さんの訴え**

「接種後から、今までと全く違う体になった」

「めまいと吐き気が寝ている時も起きるので眠れずにすごしている。このままなら死にたい」

「経験したことのない倦怠感が続いている」

「体中に移動する痛みが常にある」

「めまいと激しい頭痛でまったく日常生活ができなくなった」

「今までとても明るく楽しく人生を送れていたのに、不安感・恐怖感が常にあって消えない」

「脱毛が急激に進んでいる」

「臭いが全くわからなくなって石油の臭いさえもわからなくなった」

「砂利を噛むような感覚と味覚の障害がある」

「体が思ったように動かなくなった」

「親の認知症が急激に進んだ」

「不正出血が止まらない」

……etc。

これらの症状は、ワクチン接種直後から1週間以内が多いのですが、**数ヶ月後に突然症状が発生するケースも少なくありません。**

また、**明らかに接種回数が増えるに比例して患者さんは増えています。**

最近はワクチン接種をしていない人で、体に触れる仕事（フットマッサージ師、看護師、美容師など）や家族が複数回接種した直後から、同様の訴えをする方も増えてきました。**シェディング**といって、ワクチン接種者からの影響でワクチンの障害と同様の症状が出る病態が疑われる方たちです。

さてこれらの治療結果ですが、この新型コロナワクチン接種後の副作用症例は、そのほとんどが**MDα（マルチデトックスアルファ）**の療法で改善しました。しかも効果は早くて半日、多くは数日から7日程度で改善または症状が消失するという、患者様も驚かれる早さでした。

そのため、外来では内服の7日後を再診として、何日目から何が改善したかを記録するようにしています。

## ◆副作用が発生する可能性の機序を考える

「ワクチン研究者のワクチン接種停止の嘆願書」
「世界の著明な免疫学者、ウイルス研究者などからの報告書」
「ワクチン接種後の研究報告書」

以上の資料を参考にして、現在考えなければならないことを挙げてみました。

①微小血栓による影響
②スパイクタンパクによる直接の影響
③②によって発生した炎症性サイトカインが他の細胞を障害することで起きる二次的な障害

④スパイクタンパク製造工場となった細胞に対して、これを細胞性免疫によって攻撃することでの細胞障害

⑤自然免疫の障害から発生する問題

・NK細胞が一定期間抑制される重大な問題

・細胞障害性T細胞と制御性T細胞のバランスに影響を及ぼす可能性

⑥ADE（抗体依存性感染増強）の発生の問題

今後は、さらに他の影響もわかってくるかもしれません。

市場に出た4種類のワクチン全てから酸化グラフェンが検出された（ジョンズホプキンス大学発表）という問題も、この先は症状との因果関係がわかってくることでしょう。

## ◆一般的な薬剤の開発と問題

多くの薬物治療は予想される薬効を有機化学的な手法で作成して、副作用が許容範囲

内であるのか？　長期の臨床試験を踏まえて、市場に出てきます。

今回、新型コロナウイルスに対しての新薬も開発されていますが、ワクチン同様に長期の臨床試験はされない状態での採用になる可能性が高いわけです。

過去、大手の製薬会社の副作用報告の統計的な改ざんや隠蔽の問題は常にありました。今回ばかりはないから安心と、誰が責任を持って言えるのでしょうか？

今回の治療薬に使用するものではないのですが、私たちが保険医療で使用している薬剤には「なぜ効果があるのか正確にはわからないが有効」というものも多く存在します。

例えば、熊の胆汁の効果をヒントに作られたウルソデオキシコール酸（製品名：ウルソ）による肝機能の改善は、未だに作用機序は完全にはわかっていません。

また、乳児の尿中に多く含まれる成分を利用したウリナスタチン（製品名：ミラクリッド）は急性膵炎の治療薬です。この2剤ともに日本人の研究者の発見で、今や世界中で使用されています。

これらは安定した効果があり、科学的に合成できることで薬剤として存在しています。

このように古くからの経験をもとに開発される薬剤の副作用は臨床件数も多く比較的安全な薬剤と言えます。

今回新型コロナウイルス感染症治療やその予防効果に対して、イベルメクチンや５－ＡＬＡ（５－アミノレブリン酸）などがありますが、後遺症に関してはまだ十分に再現性のある方法は見つかっていないのが現状です。

今日までの治療がそれぞれの病態を個々に緩和させる方法であったため、各臓器に障害を起こす問題にはステロイド剤や免疫抑制剤といった方法論しかないのです。

今回の問題解決にはその予想される機序から単体での薬剤では難しいと考えます。

よって、体の全ての機能回復につながる手法で自分の力で治るしかないのです。

## ◆紹介する治療での効果

この度、本書でご紹介している『MDα（マルチデトックスアルファ）』を使用した症例での効果は、劇的に改善されているケースが多いです。

すでに多くの臨床効果を上げているものであり、再現性も十分に発揮していているものです。

詳しくは、第四章の報告をご覧ください。

これは、人が元の機能に戻る一つの手法なのだと感じています。

どのような機序で、多くの病態が改善していくのか？

今後の臨床研究・実験で明らかになっていくことでしょう。

# 第四章

# 新型コロナ関連・症例報告

## ◆新型コロナワクチン接種後の後遺症

以下に、代表的な副作用の症状を記載しましたので、参考にしてください。

・強い倦怠感
・難治性の頭痛
・嘔気、嘔吐
・めまい
・抑うつ
・不安障害
・焦燥感
・恐怖感
・脱毛
・全身の移動する痛み
・関節の痛み

・味覚障害
・嗅覚障害
・ブレインフォグ（脳の霧）
・体の震え（手足の振戦）
・歩行障害
・不正出血
・生理不順
・もともとあった疾患の悪化

※以上は、２０００以上に及ぶ副作用の一部です。

### ◆新型コロナワクチン接種による後遺症の治癒例

ほとんどの患者さんは、総合病院での検査にて原因不明と言われて治療をしても、改善せず、または治療法がないと言われて受診しています。

以下に、いくつかのケースをまとめさせていただきました。

※症状改善は専門用語でなく患者さんからのコメントにしています。数が多いため一部を紹介します。

※初診の次が4週間後になっている患者さんは、遠方からの受診者の方です。

※自費診療と保険診療での扱いは、必ず病態を明確に分けて行っています。

## ①「50代・女性」の事例

**【主訴】**

強い倦怠感、全身の移動する痛み

**【受診までの経過】**

2回目の接種直後から発症、他院で5ヶ月治療するが改善なく当院を受診。

**【治療方法】**

**MDα**内服のみ

**【治療経過】**

〔**治療1週**〕

痛みがかなり改善し、びっくりしている。また、尿が良く出るようになった。

〔**治療3週**〕

体調はとても良くなった。仕事し過ぎて疲れてくると筋肉痛が出てしまうが、ほぼ大丈夫。

〔**治療7週**〕

倦怠感は完全に無くなった。痛みは8割改善した。痛む場所は毎回違う。だんだん痛みのふり幅が小さくはなってきた。

〔**治療12週**〕

体中に移動する痛みはほとんどなくなった。

治療終了。

## ②「20代・女性」の事例

**【主訴】**

強い倦怠感、全身の移動する痛み、動悸、口内炎、不正出血、吐き気（睡眠中も吐くため不眠）、食欲不振（ほぼ寝たきりの状態）

**【受診までの経過】**

3回目の接種直後から発症。他院で1ヶ月治療するが改善なく、精神科を勧められる。

**【治療方法】**

**MD*α***内服のみ

**【治療経過】**

［**治療1週**］

全体に20％の改善を自覚。夜の吐き気はなくなったので寝れるようになり、日中少し動けるようになった。

まだ日中の吐き気が続いている。立っているのが辛く、今は子宮のあたりがズキズキするような痛みがある。

**［治療2週］**

ボーッとして鬱っぽくなっていたのが楽になってきた。まだ吐き気あるも軽くなってきた。

全身の痛みが1日あったのも午後に出る程度になってきた。

本など活字も読めるようになってきた。

**［治療3週］**

倦怠感は、70％の改善を自覚。

移動していた痛みはなくなり、手足の指の関節部分の痛みと痺れは、まだ20％の改善程度。

吐き気は睡眠時70％改善、起床時30％改善した。

**［治療4週］**

体調はかなり良くなってきた。吐き気もほとんどない。痛みもほぼない状態。手の痺れがまだ少し残っている。

その後、仕事に戻り治癒となった。

## ③「50代・女性」の事例

**【主訴】**

嗄嗄声（させい＝声がかすれる症状）。微熱。強い疲労感。ブレインフォグ。肩関節の激痛。

**【受診までの経過】**

2回目接種後、症状発生、3週間後に他院での治療で改善なく受診。

**【治療方法】**

**MDα**内服のみ

**【治療経過】**

［**治療4週**］

治療の3日後から改善してきた。現在、頭のモヤ感、目のかすみもなくなった。気力も出てきたのでピラティスを始めた。激痛があった腕の可動域も良くなってきた。

［**治療5週**］

ほぼ症状は消失しているが、心配なのでもう少し治療を継続したい。

## ④「50代・女性」の事例

**【主訴】**

強い倦怠感。頭痛。

**【受診までの経過】**

コロナのワクチン3回目を打ってから1ヶ月経過するが、改善せず当院を受診。
もともと慢性疲労があるが、それが増悪した状態。
コルチゾールの検査では副腎疲労の可能性も疑われたが、内服治療には反応せず。
加えて2週間前に、帯状疱疹のワクチンを打ってから皮膚症状はないが、ピリピリとした痛みが、頭に発生して治らない。
また同時期から、全身の倦怠感は以前より強くなった。体温35・1度。

**【治療方法】**

**MD*α***＋帯状疱疹後疼痛のみに対する漢方処方

**【治療経過】**

**［治療1週］**

漢方で、帯状疱疹ワクチン後の皮膚のピリピリ感はよくなった。

疲労感の改善は10％。なんとか仕事には行けていた。今は家事だけなら行える。

昼寝しなくても、もつようになっている。

六年間慢性疲労が続いていたので、難しいのか？

便は、1日何回も出るようになった。

**［治療2週］**

頭痛がほぼ治まってきた。

疲労はさらに改善、以前は娘さんに運転してもらっていたが、今日は当院まで約1時間ご自身で運転できた。

**［治療3週］**

今回ワクチン接種で悪化した疲労感だけでなく、六年間前から存在した疲労感もほぼなくなり、体温が36・3度まで上がったため、治癒とした。

## ⑤「40代・女性」の事例

**【主訴】**

突然発症した強い倦怠感。

いまだかつてない体調の悪さを感じている。

歩くのも辛い状態。

**【受診までの経過】**

ワクチン接種3回目直後から発症。

※娘も同じ日にワクチン打って同じ状態になっている。

もともと不安感強く、戸締まり、火の元など何回も繰り返して確認しても不安あり、精神科で数年前から薬を処方されている、

**【治療方法】**

**MDα**内服のみ

【治療経過】
［治療1週］
翌朝より改善を自覚、全ての症状が50％改善。娘も同じように改善。
［治療3週］
ほぼ元に戻った。今まであった不安感が完全に消えた。
その後、精神科の薬を減らし、止めてく方向で調節。

## ⑥「80代・男性」の事例

【主訴】
強い倦怠感（日常生活が何もできない）。食欲不振。不眠。
【受診までの経過】
コロナワクチン2回目打ってから体調不良が半年も続いた。
今年になり、少し改善していたが、3回目を打って、また同じ状態になった。

周りの人も同様の症状の人がいっぱいいる。

**【治療方法】**

**MDα**内服のみ

**【治療経過】**

［**治療1週**］

翌日から、ご飯食べられるようになり、眠れるようにもなった。体調は良くなった。半分以上は良くなっている。

［**治療2週**］

体調はすっかり良くなった。

## ⑦「50代・男性」の事例

**【主訴】**

足首や付け根、背中にちくちくした痛み。頭痛、めまい、意識消失の感覚。

強い倦怠感。難治性口内炎。食欲の低下。

**【受診までの経過】**

コロナワクチンを打ってから徐々に症状出現し、半年してから増悪。

**【治療方法】**

**MDα**内服のみ

**【治療経過】**

**［治療1週］**

全体的には50％改善した。体調はかなり良くなった。

口内炎も3日くらいで治った。食欲も回復した。

肌もモチモチしてきて、きれいになってきた感じがして嬉しい。

全身の痛みはほぼなくなり、まだ背中が痛くなる時があるが、一部分だけになった。全てがだいぶ楽になり精神的にも明るくなってきた。

**［治療2週］**

ほとんどの症状がなくなった。

## ⑧「70代・男性」の事例

**【主訴】**

急激な脱力感。腰、股関節、両肩、足のふくらはぎ、両腕の痛み。朝起きるのが辛い。

**【受診までの経過】**

コロナワクチン2回目接種した2ヶ月後に発症。9ヶ月しても改善せず、他院での治療に反応せず当院を受診。最初は起き上がることが出来ず、杖を使わないと歩けない状態だったが、その後少しずつ改善したが今も、車を降りてから歩き出すのに時間がかかってしまう。正座をすることも出来ない。両足のふくらはぎが急に熱くなったりすることもあった。

**【治療方法】**

MDα内服のみ

**【治療経過】**

［治療1週］

全体的に50～60％良くなった。体が軽くなってきて、椅子から起き上がるのが楽になった。肩の痛みも取れてきた。まだ腕立て伏せはできない。寒いところだと左腕の筋が痛くなる。

［治療2週］

まだ完全ではないが更によくなった。まだ筋力が完全に戻ってはいないが改善しているのは実感している。

## ⑨「60代・女性」の事例

【主訴】

味覚障害と爪の変形、倦怠感

【受診までの経過】

コロナワクチン接種3回目から症状は出てきた。口の中がネバネバして食欲がでないのが続いている。ご飯を食べていても、砂や砂利を食べている感じなので食欲もない。しょっぱいのが一番感じにくい。甘いものは敏感に感じる。他院で診てもらっても原因が分からないと言われた。

両手指の爪が白っぽく変色し、伸びなくなってきていた。3日前から爪が剥がれてきている。足の左第2趾の爪も剥がれかけている。倦怠感もあり。精神的にも不安感がある。軟便も続いている。

**【治療方法】**

**MDα**内服のみ

**【治療経過】**

〔**治療4週**〕

倦怠感がなくなり、元気になってきて声が大きくなったと言われる。

とても動きやすく、買い物に外に出られるようになった。唾液も出るようになり、口の中が乾燥したりネバネバもしない。便は緩かったのも形になっている。食欲は40％改善。味覚障害50％改善を自覚。

〔**治療8週**〕

食欲は60％改善。精神的にも楽になった。味覚障害も完全ではないが改善傾向にある。全爪薄く、まだ変化ない状態。

〔**治療12週**〕

さらに全体的に改善。**MDα**飲みきり中止。亜鉛開始。

〔**治療16週**〕

体調はほぼ改善。味覚80％改善した。痛みはなくなったが、食欲がまだない。食欲は70％程度。現在も治療継続中。

## ⑩「60代・女性」の事例

**【主訴】**

頭から足にかけて全身が痺れ。右足の脱力感不眠、喉の渇き、ドライアイ。

**【受診までの経過】**

コロナワクチン接種2回目からしばらくして、一過性全健忘になった。その後ふわふわした症状が残る。頭痛はそのころ発生。CTでは問題ないと言われた。ワクチン接種3回目からから2週間ほどしてから他の症状が出現。

**【治療方法】**

**MDα**内服のみ

**【治療経過】**

**［治療1週間後］**

当日より改善を自覚できた。一回の内服で、すぐに頭がすっきりし、30分くらいで元気になった。2日でほぼ回復した。立ち姿勢でぐらついていたのがなくなり、足を揃えて立てる。

上半身の痺れもなくなった。80％良くなったので助かっている。ドライマウス、ドライアイはまだ残るが軽くなっている。

**MDα継続＋MDαの点眼用追加**

**［治療2週間後］**

体調はほとんどの症状は改善した。ドライアイも良くなった。現在治療継続中。

## ◆新型コロナ感染後の後遺症

### ①「20代・男性」の事例

**【主訴】**

ブレインフォグ

**【受診までの経過】**

1ヶ月前にコロナ感染となった。熱は38・9度くらいが最高で、数日で治った。感染後、頭の感覚がいつもと違うことに気づき、それから、その感覚がとれず不安。また、いい時はある程度スッキリしているが、元の感覚とはやはり違うのと、悪い時はとてもモヤモヤする。そして、ここ数日は考えがまとまらず、スムーズに思考が回ってない感覚が少し増している気がする。

**【治療方法】**

MDα内服のみ

【治療経過】

［治療1週］

今日、頭はスッキリしている。徐々に良くなってきている自覚ある。便不調（緩かったりコロコロ便だったり）が、3日前から安定してきた。

［治療2週］

さらに改善し、モヤモヤすることは少なくなった。現在も治療中

## ②「40代・男性」の事例

【主訴】

微熱、強い倦怠感、喉の違和感と咳、動悸、胸部痛、食欲低下、不眠

【受診までの経過】

1ケ月前にコロナ感染となった。当時は38度以上の発熱、激しいのどの痛み、咳、痰があった。高熱は4日間程でさがったが、現在微熱36・9〜37・2の往来が2週間

続いている。

発熱時の様な倦怠感、喉の違和感と軽微な咳が続いている。

**【治療方法】**

MDα内服のみ

**【治療経過】**

**［治療1週］**

1回目の内服で気分が改善したことがわかった。治療2日目までは倦怠感や咳が強くなったがその後改善してきた。

胸の苦しさ、息苦しさは30％改善。微熱が続いていたが、昨日より36・7度くらい落ち着いた。食欲も出てきた。寝れるようになってきた。

**［治療2週］**

胸の張り、息苦しさはほとんど消えてきた。倦怠感5割改善。微熱37度が続いている。

上半身の熱感は5割改善。現在も治療中。

# 第五章

## その他の疾患・病態の症例報告

## ◆当院での臨床経験の改善例まとめ

日々更新されているため、この本が出るのは執筆している現在から三ヶ月以上後なので、報告できない症例があって残念です。

・起立性調節障害
・うつ病
・強迫神経障害
・不安神経症
・アトピー性皮膚炎（炎症・掻痒感の改善）
・円形脱毛症
・難治性の帯状疱疹後神経痛
・化学物質過敏症
・過敏性腸症候群
・ヘバーデン結節などの関節疾患
・膠原病の病態悪化（新型コロナワクチンの後遺症も含む）

・関節リウマチ
・リウマチ性多発筋痛症
・シェーグレン症候群
・キャッスルマン病
・高血圧
・糖尿病
・十二指腸の憩室
・大腸のポリープ
・レイノー病
・低体温症
・慢性鼻炎（ミストで使用）
・肺ガンなどでの咳、痰（ネブライザー使用）
・小児麻痺
・脳梗塞後の不全麻痺
・頚椎損傷の不全麻痺

その他（関連外用製品）
・睫毛が伸びて増える
・痒みがおさまる
・緑内障（眼圧が下がる）
・ブドウ膜炎

※ステージⅣのガン多数。（現在継続治療中）

### ◆症例報告——精神疾患

脳内神経伝達物質に必要な補酵素の調節、反応性低血糖症などで「うつ病」・「パニック障害」などと診断されているものの多くは栄養療法で改善できます。

また、一部の精神疾患は漢方を丁寧に処方し、病態（証）にあった生活習慣指導を行うことで改善できます。

ここで紹介するのはそれらの手法では難しく、薬物でも完全にコントロールできていない患者さんだけを載せました。

驚くほどの速さで改善される方が多いので、精神科の一部の疾患の治療に関して貢献できる可能性があります。

背外側前頭前野（うつ病などでこの部分の血行が悪くなっていることで前頭葉の領域）の血流改善が行われているのか今後調べることを検討しています。

## ①「10代後半・男性」の事例

**【主訴】**

強迫神経症、ひきこもり傾向

**【受診までの経過】**


発症してから10カ月。極端に手洗い。

強迫性障害と診断され、他院で治療開始するが改善十分でなく当院を受診。

【治療方法】

MDα内服のみ

【治療経過】

［治療4週］

手荒い脅迫は改善を自覚。健康になった気分。

排尿感覚も遠くなった。

自ら精神薬は減らし、現在は4分の1の量でも問題ない。

行動範囲がとても広がり、自転車で遠出も出来るようになった。

［治療8週］

精神薬は全く飲まなくなった。

料理は手作りするので買い出しに毎日外に出ており、週1回は自転車で遠出もでき、さらに行動範囲は広がった。

体も心もガチガチだったのが、かなり和らぎ、良くなっている。

自己評価的に70％改善。

［治療12週］

（母親のコメント）

「おかげさまで、たった数ヶ月で見違えるように調子が良くなり、目の輝き、体力、生活習慣、考え方など全て良くなった。家族も本人も心配することがなくなりました」

なので、治療終了とした。

（薬物を止めることが出来たことも、症状の改善となったと判断されます）

## ②「50代・女性」の事例

**【主訴】**
パニック障害、不安神経症、胃痛
**【受診までの経過】**
音に過敏。体がだるくて疲れやすい。夕方になると疲れ、休みたくなる。

**【治療方法】**

漢方所見で抑肝散処方

**【治療経過】**

漢方のみで一部の症状は少し改善するが日によって多少良い時もあるが、大きな改善はない。

午後になると疲れもあるのか、不安感が強くなる。

体が常に緊張している。

仕事的に不安や確認しないと気が済まないなどの症状が出てしまう。

**【治療方法】**

**MDα**内服のみ

**【治療経過】**

［**治療1週間**］

少しずつ体調が良くなってきたのがわかる。

仕事上のストレスもこなせるようになってきた。

最近、朝の散歩も始めた。

毎日緩かった便が整ってきている。
胃の調子も悪くないので胃薬はいらなくなった。
［治療4週間］
精神的な症状はほぼ消失した。

## ③「40代・女性」の事例

【主訴】

不安神経症、不眠、食欲低下
【受診までの経過】

不安感、落ち着かない、気分が沈む、眠れない、食欲がないなどの症状に突然なった更年期かと思い、婦人科に行こうと思ったが、まずはメンタル的な事を考えて精神科を受診。

レクサプロと安定剤を処方してもらったが、飲んだらすごくつらくなったので止めて漢方（加味逍遙散）に変更してもらったが改善しない。
ワクチン3回目接種後、4ヶ月してからのため後遺症は否定できない。

**【治療方法】**

漢方所見で桂枝竜骨牡蛎＋甘麦大棗湯処方で症状の一部に反応するのみ。

**MDαに変更**

**【治療経過】**

〔**治療1週間**〕

不安感完全になくなった。眠れるようになったがまだ浅い。
食欲も改善。目もスッキリしている。
全体的には70％改善を自覚。

〔**治療2週間**〕

ほぼ改善したが、継続管理中。

## ④「60代・女性」の事例

**【主訴】**

うつ病、不安神経症（精神科に10年通っている）

**【受診までの経過】**

高血圧、糖尿病で内服中。精神科に長年通っている。

**【治療方法】**

**MDα**内服のみ

**【治療経過】**

〔**治療2週間**〕

飲んで直ぐに効果を自覚した。
気持ちが明るく、落ち込むことがなくなった。
便もスムーズに出るようになった。
頭痛がなくなり、食欲が出てきた。

血圧が130台に下がった。
以前は140~150台。
ぐっすり眠れるようになった。
夜間排尿が3~4回トイレに起きていたが、2回になった。
精神科の薬は、自己判断で半分に減らしたが問題ない
※その後の検査で血糖値も改善傾向にあり、現在今までの内服薬を丁寧に止めていく方向で調節中

## ⑤「30代・女性」の事例

**【主訴】**
不安神経障害
**【受診までの経過】**

以前は精神科で何年も治療していたが、良くならないので今は通っていない。
全てのことに不安になることが多く、不眠もある。
些細なことでも気になり、考えてばかりいる。
常に不安が消えない

**【治療方法】**

**MDα**内服のみ

**【治療経過】**

［**治療1週間**］

**MDα**を飲んで、1日で調子が良くなった。
いつもあった妄想がなくなり、甘いものも欲しなくなった。
便の回数もとても増え、よく眠れる。
治らない口内炎がすっかりなくなった。
その後も少量で継続中。

## ◆症例報告――起立性調節障害

もともと9年前に「学校に行けない子ども、仕事に行けない大人」という本を出版し、栄養療法の仕組みで「起立性調節障害」と診断された子どもたちを改善してきました。成長期のお子さんに不足する栄養素、食事の摂りかたで失う栄養、真面目なお子さんほど消費し易い栄養素を考えて、「脳内神経伝達物質の不足を補う」ことと糖質過剰などで生じる「副腎疲労症候群」の改善に加えて、腸内環境を整えるアプローチでほとんどは改善できました。

今回は、今までの療法で改善できない部分に後で**MDα**の治療を追加しました。

その後、初めから**MDα**による治療を併用するととても早く問題が解決できることがわかりました。

※ただし、不登校の中にはお子さんの明確な意思で学校以外の知識を学びたい方、他人と関わることよりも大切にしているものがあるなど様々な要因がありますので、学校に戻りたい意思のある方以外は不定愁訴があれば消しますが、必ずしも皆と同じが正解ではなく、その生き方を尊重してあげて、好きな道に進めるように暖かく

見守ることも大切であると感じます。よってここで紹介するのは「学校に戻りたい」意思のある患者さんです。

## ①「高校生・男性」の事例

**【主訴】**

起立性調節障害

**【受診までの経過】**

2年前から腹痛・吐き気・下痢・頭痛があり、学校へ行けていない。
休日はあまり症状が無かったが最近は毎日症状が出ている。
地元の大学病院へ紹介してもらい薬物治療したが改善なし。
現在は心療内科に通っているが、改善しない。
復学したい気持ちがあるが朝起きると体調が悪くなり、行けない日々が続いている。
繰り返す肌荒れあり。

**【治療方法】**

サプリ開始＋食生活指導。グルタミン・ヘム鉄・ビタミンB群、桂枝加竜骨牡蛎湯

**【治療経過】**

**［治療2週間］**

3日目に症状は良くなり学校にも行けたが、次の日から気持ち悪さがあり不登校。サプリを変更し、現在の処方増量＋スペクトラザイム（消化酵素）、ミセル化ビタミンAに。

**［治療6週間］**

少し胃腸はいい日もあるが、学校に行けず。学校の単位が足りず、やめる選択を迫られている。

↓

**MDαを追加開始。**

**［治療2ヶ月（MDα開始後としては2週間後）］**

飲み始めてから体調良くなったのを実感している。

まだ、食べたものによって嘔吐や胃痛が生じ気持ち悪くなり体調崩しがちだが、改善を実感している。

友人と出かけたり、学校に行ける日も出てきた。

日によって波はあるが平均で30％改善。

調子良い日は60％改善。

**［治療3ヶ月］**
夏休み前の2週間は半日だったので、毎日学校へ行けていた。
今は朝もちゃんと起きて、日中はコンビニのバイトに行っている。
吐き気、胃痛、下痢も全くなく、食事も以前よりドカ食いしなくなっている。
毎年春先～夏に腕など紫外線が当たるところに湿疹ができるが、今年はまだでない。
自己評価は平均で60％、母評価70％改善。

**［治療4ヵ月］**
夏休み明けから学校に通えている。腹痛、吐き気は全くなくなってから今も大丈夫。腕や顔の湿疹もなくなった。ＭＤαは飲んだり飲まなかったりだが良いと思う。自己評価的には完治。体調、精神状態含め、ほぼ回復し治療終了とした。

## ②「中学生・男性」の事例

**【主訴】**

起立調性節障害

**【受診までの経過】**

受診の２ヶ月前から睡眠障害、動悸、目眩、繰り返す湿疹、目の前が暗くなる、朝起きられない、不安、胸痛、腹痛の症状がある。まずは7時起床もスッキリしないのを良くしたいと希望。

**【治療方法】**

サプリ開始＋食生活指導、ヘム鉄＋ＮＢ（ビタミンB群）治療２週間。

**【治療経過】**

［**治療４週間**］

総合的に30％改善している。朝は起こされなくても自分から起き、リビングに行けるようになった。眩暈、動悸はほとんどない。胸痛もなくなった。下痢、便秘はなくなり、毎日、形の良い便が出るようになった。。腹痛はある。不安は残り、スッキリしない。睡眠の質がまだ良くなく、途中で3回くらい起きてしまう。なので、サプリ変更。ヘム鉄＋NB（ビタミンB群）共に増量、ナイアシン追加、ベネソム（メラトニン）、プロテイン追加。

**［治療2ヵ月］**

自己評価として体はとても楽になり80％改善。気持ちの不安定さがあるため、精神的には40％の改善。消化管症状の残る腹痛は週1～2回に減った。疲れやすいが、何もない日は正常だと思う。口内炎はなくなった。ストレス、イライラがなくなり、落ち着いてきたと思う。学校は遅刻気味だが何とか行けている。

↓

**サプリを全て減量して、MDαを追加・開始。**

**［治療3ヶ月目］**

身体の症状はほぼなくなった。気持ちの不安定さもなくなった。運動部の部活には参加できるようになった。まだ完全でないが登校できるようになった。

## ③「中学生・女性」の事例

**【主訴】**

起立性調節障害

**【受診までの経過】**

受診の半年前から立ち眩み、気持ち悪さ、体が重い、眠れない、など。徐々に悪化していて、最近は午前中起きられず、学校に行けない。小児科を受診、内服薬を処方されるが改善しないので、当院を受診。

**【治療方法】**

サプリ開始、ヘム鉄+NB（ビタミンB群）+食生活指導。

**【治療経過】**

［**治療4週間後**］

朝起きられるようになって、起きた後もぐったりしなくなった。調子はとても良い。

運動も出来るようになった。
どうしようもない状態から抜け出せ、体調がよくなってきた。
60％までの改善を自覚。サプリを継続。

**［治療2ヶ月目］**
ずっと症状が落ち着いていたが、再び頭痛、めまい、腹痛、気持ち悪さが再発。
学校に行けない日が増えてきた。
天気の悪い日と生理の日がとても体調が悪く起きられない。

**↓**
**サプリ全て減量し、ＭＤαを追加し服用を開始＋五苓散。**

**［治療2ヶ月目＋2週間］**
ほとんどの症状がなくなった。
その後も再発なく経過を診ている。

## ◆症例報告――その他

全てが**ＭＤα**療法の単独治療ではないものもありますので、概略だけ記載します。

### ＊アトピー性皮膚炎

（※）難治性のアトピー性皮膚炎の改善に隠れた消化管の改善が必須です。

そのためリーキーガット症候群の原因食品を探すための遅延型アレルギー検査、その結果の食事制限＋腸内環境改善治療で困難なときは食物不耐症検査なども必要なことがあります。

どのような肌荒れであってもすべての条件がそろえば肌は正常な皮膚に変わってゆきます。

**ＭＤα**は、外用役剤としての痒み改善、炎症改善効果もあり、腸内環境改善にも関与しますので治療が進みやすくなります。

### ＊膠原病

**＊キャッスルマン病**
**＊シェーグレン症候群**
**＊関節リウマチ**
**＊リウマチ性多発筋痛症**

これらの疾患で病態改善が確認されました。一部は標準治療前の方もいます。ただし、膠原病は他の腸内へのアプローチ治療と自然療法との併用が必要な方も多いと感じます。

**＊内科疾患**

①高血圧・糖尿病
改善報告は他の施設からも多いようですが、個々に異なる原因を考えた上での取り組みを行い、プラスしてこの療法が良いと考えます。

②腎疾患
当院以外では腎不全からの回復症例報告もありますが、当院での経験のみ記します。

**＊ネフローゼ症候群**

ステロイド治療下でも蛋白尿は常に陽性。

**ＭＤα**＋グルコラロイチン＋ＥＰＡを開始して４週間後から尿蛋白は検出されず、とても体調が良くなりました。

その後10カ月経過しましたが維持できています。

ステロイド治療は減量しながらもまだ継続中。

**＊脱毛症**

症例多数ですが外用との併用も行います。

（※）当院での脱毛症はマクロファージを活性する治療方法にて行います。

高い確率で難治性の脱毛症には結果を出せていました。

また、時には漢方の追加や腸内環境を整える治療の併用が効果をもたらすこともありました。

以下の患者さんは、これらの全ての治療に加えてエネルギー治療や毛髪再生の幹細胞治療までも行った結果、睫毛や眉毛、体の発毛はあったものの頭部の効果が難しかった患者さんです。

**↓ＭＤαを開始（まだ使用方法に慣れていない頃でしたので、ごく少量を内服）**

**［治療６カ月後］**

突然完全に丈夫な毛が見事な勢いで生えてきました。

その後、半年で完全に毛は生えそろいました。

（日本先進医療臨床研究会に写真画像を提出）

（※）辛抱強くクリニックを信用して頂き、治療に付き合っていただいたことを感謝したい患者さんです。

## ＊化学物質過敏症

**【受診までの経過】**

９ヶ月前から柔軟剤など化学物質で気分が悪くなる。３年前から酒さ様皮膚炎。倦怠感あり化学物資全般に反応するため電車などでの移動が出来ない。

**【治療方法】**

**ＭＤα**内服のみ

**【治療経過】**

［**治療1週間後**］

**ＭＤα**３日目からよく眠れるようになり、怠さも減ってきた。酒さ様皮膚炎は食事の内容で悪化しても、前よりは治りが早い。化学物質過敏症はほぼなくなり、電車通勤が苦痛でなく、隣席の人に関しても影響されなくなった。今までの毎日の元気のなさ、運動してもすぐ疲れる、食べても太れない、などの症状をもっと良くしていきたい。その後、多くの症状は改善しました。治療は継続しています。

# 第六章

## ガンに対するＭＤαの効果

## ◆日本におけるガン医療の問題

ほとんどのガンの罹患率も死亡率も増加を抑えられていない日本の問題とは逆に、多くのガンの罹患率と死亡率を減少させている欧米諸国の結果が全てを表しています。

その結果から学ばない日本のガン医療は、どのように見られているか？ 想像してください。

アメリカでは、1990年にガン治療においてガン問題調査委員会が組織され、日本で行われている通常医療と代替療法の比較を行い、代替療法に軍配をあげました。**ガンのステージⅢ期以降の手術が行えないものには、通常医療の方が明らかに弊害は大きいという結果**なのです。

この結果を謙虚に受け止めた諸外国は、これ以降の三〇年でしっかり結果を出してきました。

ガンに対する予防、ガンになってからの食事、精神的なコントロール、その人に合った生活習慣のアドバイスなど、代替療法との総合力での結果です。

ガン宣告を受けた患者さんの自殺率が高いことを考えると、希望を奪ってはいけません。一般の医師の知らない安全で効果的な代替療法は、この治療以外にもたくさんあるのです。

日本では、２人に１人がガンに罹患して、３人に１人がガンで死んでいきます。ただし、末期ガンそのものでの死亡率は18％ほどで、残りの82％は治療の副作用で死んでいるとの報告もあります。免疫が低下し、食欲もなく、ガン以外の苦しみで死んでゆくことが繰り返されているのです。

残念なことに、日本のガン治療は予防も含めると三〇年以上の後進国になってしまったのです。

おそらく最も情報の鎖国化の原因となっているのは、**保険診療と自費診療を同じ疾患に行えないという「混合診療を認めない」取り決めにあります。**

混合診療を認めない国は他にもありますが、他の国は驚くほど多様な方法の中からガン治療法を選べます。

**実質的な意味で、これほど狭い範囲のガン治療しか選べない国は、先進国では日本だ**

**けのようです。**

この患者さんの選択枝を極端に狭め、目の前の患者さんを救いたいと日々戦っている医師たちに、一部の治療情報の武器だけで戦わせようとする力は誰がなんのために行っているのでしょうか？

簡易保険制度の恩恵は高額医療申請も含めて、医療費の負担を減らしていただける良い制度であることは事実です。

ただしガンにおいて併用が許された治療の選択がとても限られているので、ステージⅢは患者さんが自ら調べて医療難民となり、ステージⅣは死に場所をどこにするか考えるように言われ、ホスピスへの入所を促されるわけですから絶望しかないでしょう。

ガンに費やされる医療費用は膨大です。

高齢化は急速に進んでいるのですから国家予算における心配もあるはずです。

標準治療でのガンの治療にかかる実際の負担は、１カ月で１０００万円ほどだと聞きます。代替療法は高額な免疫療法でも、その2～3割、**ＭＤα**による治療ではさらにその10分の1以下です。

他にはもっと低価格かつ安全な代替治療もあることでしょう。

他の病気と異なりガンの治療には時間がありません。

安全で負担額が少なく、少しでも効果のある治療は受け入れていただきたいと願うばかりです。

国と医療組織の怠慢と不要なプライドが、この不幸を産んでいるとは思いたくありません。

## ◆ガンについて現在わかっていること

まず、ガンは人の身体で日々1000～5000ほどの細胞が生まれていますので、存在していることは当たり前なので、検査で見えるような大きさのガンにならないようにすることと、上手に付き合いながら増大させず、可能であればまだ見えないレベル（検出できない状態）で自然死（アポトーシス）していただくことが良いと思っています。

かつては、遺伝子情報の読み間違いからガンが発生すると思われていましたが、どうやら遺伝子ではなく、細胞の機能そのものの問題の方が影響していることが大きいとわかってきました。


つまり、**ガンの多くは生活習慣病**なのです。

この事実から、完全には避けることが困難な化学物質（薬剤、食品添加物、農薬、遺伝子組み換え食品など人が合成して経口で体内に入るもの・呼吸で入るもの・経皮吸収されるもの）などの影響も多いと考えられています。


ガンに関係する遺伝子は存在します。

しかし、そのスイッチを押すのは、日常生活に取り入れている食品や薬なのです。

ガン細胞が増殖しやすい生態環境を見直して、彼らが住みづらい環境に換えてゆくことが必要になります

**＊現在わかっていること**

**ガンが嫌いな環境**

・酸素濃度が高い環境は苦手
・温度が高い環境は苦手
・アルカリ環境下は苦手
・免疫細胞が活性した環境

**ガンが増大する栄養・環境**

・糖質をエネルギーとする
・重水素の多い環境下では増殖が進む

**＊以上から行うべき取組み**

・貧血を治す（体内の酸素運搬量を増やす）
（赤血球の質の改善・日々の呼吸にも注意を払う）

・低体温を治す
（甲状腺機能改善・ミトコンドリア機能改善）
・腸内環境を治す
（リーキーガット症候群・SIBO・食物不耐の検査にて腸の炎症となる固有の食材を控える・腸内の弱アルカリ化など）
・精神的な安定
・疲労感、倦怠感からの離脱

**＊MDαの臨床効果から期待できること**

ここまででお気づきでしょうか？

**MDα**を服用することにより、半日から一週間以内に多くの患者さんで確認された事実は、以下の通りです。

**［MDα服用の効果］**

**●抑うつ・強迫神経症・不安神経症の著明な改善**
**●低体温の改善**
**●腸の機能の改善（便臭・体臭の消失も含めて）**
**●睡眠の改善**
**●食欲増進**
**●疲労感、倦怠感の消失**
**●化学物質過敏症の改善**

そうなのです。ガン治療で行うべき取り組みが全て、**MDα**の効果として備わっているのです。

これに加えて、植物由来のナノコロイドヨウ素（ガン治療ではカプセルの内服も加えます）の治療をしますので、他の効果的な代替療法と組み合わせれば、安全で効果的な治療になるものと思われます。当然、標準治療のサポートにもなるはずです。

ただ、ガン治療だけは、これだけで十分ではありません。

全ての総合力があって、最後は自分の免疫で乗り越えてゆくものであると、感じています。

当院でのこの療法は、ナノコロイドヨウ素の含有量の多い「**MDα**＋ナノコロイドヨウ素カプセル」で治療を行っていますが、末期のガン患者さんの体調改善は見事です。

ガンに関しては、少なくても5年経過を診ないと安易な評価はできませんが、ほとんどの患者さんでとても早くから体調改善の喜びの声を聴きます。

また、ガンの増大停止や縮小報告は多数存在します。

少なくとも、医師からの余命宣告を過ぎても元気にしていることは多いと感じます。

（※）肺ガンは、ネブライザーの併用は効果が高いようです。

## ◆有機ヨウ素（ナノコロイドヨウ素）単独でのガン治療効果

すでに**コロイドヨウ素治療は、点滴で行うものも内服で行うものも、代替療法の医療現場では使用され、効果が出ている事実**があります。

当然、基礎実験も含めての論文も多く、とても注目されている療法なのです。

**ＭＤα**の主要な成分であるナノ化された有機ヨウ素（ナノコロイドヨウ素）の効果は正常の細胞には活性を促し、ガン細胞にだけはアポトーシスを促すことがわかっています。

他の治療で使用されているコロイドヨウ素との違いは、**天然成分からの生成**という点なので**「有機ヨウ素」**と述べています。

現代医療でもステージⅡまでのガンや抗ガン剤治療が著効する悪性リンパ腫・白血病の一部は間違いなく現代医療の恩恵にあずかっていると思っています。

しかし、ステージⅣになると余命宣告をされて、ホスピスに促されるのです。

安全で効果のある治療があり、エビデンスも症例数もたくさんあっても大きな組織の

「お墨付き」がないと学ぼうとしない医師は多いのです。

私のクリニックだけでもMDαの療法に出会う前でも、余命2ヶ月と言われてから体調も改善し、転移巣も消えて何年も元気な方もいました。

余命半年の患者さんで、仕事を続けながら8年間過ごせた方もいました。

ただし、完治させるには至りませんでした。

現在もこの療法以外で余命宣告から5年以上経過しても、ガンは大きくなることなく通っている患者さんもいます。

この患者さんは総合病院の担当者からは「何もしなければ最後は食事も喉を通らなくなって死にます」「効く保証はありませんが、抗ガン剤をやりなさい」と、毎回言われるたびに体調が悪くなっていました。

**余命宣告は、家族や患者の心の準備に時には必要なこともあるのでしょうが、「私たちの出来る治療では」と付け足していただきたいです。**

簡単に患者さんを絶望の淵に落とし、免疫をおとす言葉は避けるべきです。

ガンの専門医としての誇りがあるなら、自分では直接行えなくても全ての代替療法を知識だけでも学んでいただき、患者さんの選択枝をアドバイスしていただくことを願います。

**ガン治療は決して簡単ではありませんが、このＭＤα＋ナノコロイドヨウ素カプセルの療法が加わることで、さらに希望がもてるようになってきました。**

私のクリニックでの取り組みでは、現在のところは良い経過のものが多いのですが、数年してから結果をまとめたいと思っています。

今日までこの治療でのガンの寛解・完治症例報告は多数聞いておりますが、膵臓ガンはまだ難しいということでしたので、他の代替療法との併用で良い報告が出ることを期待します。

## ※あまり知られていないガン発生に関係する事実

水道水中の塩素の問題を知っていますか？（多数の論文があります）
すぐに影響が起きるわけではありませんが、注意が必要です。

これはＤＢＰ（消毒副産物）と呼ばれています。

免疫やホルモンのシステムに、障害を及ぼすものです。

ガンでは、膀胱ガンへの関与は重大です。

自然流産の原因にもなりますので注意してください。


また特に重金属・化学物質は、免疫低下の際たるものです。

その他にも注意すべき食品や嗜好品に含まれる厄介なものは、非常に多く存在します。

なにげなく口にしている食材がどのように作られ、何が含まれているのかを知るべきです。

食品関連の闇はとても深いものがあるのです。

他には粘膜に触れる女性の生理用品の素材の問題も知るべきです。

また、一般的には安全な食材であっても個々の消化酵素などの問題で腸に負担がかかる食材も存在します。

直接の発ガン作用はなくても、ほとんどの薬剤は肝臓に負担をかけます。

海外では個々の薬剤での弊害で失われる栄養素に関して、必要なサプリメントを勧めますが、日本においてのそのような指導は皆無です。

このようにしてゆっくりと免疫を低下させてガンに蝕まれてゆくのです。

まずはガンに限りませんが正しい情報を学んで、生活全般を見直すことで医者にかからない身体を維持していただきたいです。

**ＭＤα**を使用したガンの改善例は数多く報告されていますが、ご存じの通り、ガンは通常５年、成長の遅い乳ガン等では10年を経ないと、治癒や完治とは言えませんので、ここではそうした症例を掲載することは控えます．

ですが、**MDα**を使用してガンが改善、または治癒に近い寛解状態で再発せず経過している例は、どんどん増えていますので、こうした症例について知りたい方に向けて、下記のURLにて症例を掲載していく予定ですので、興味がある方はそちらをご覧ください。

また今後、**MDα**を使用して治療を行う日本先進医療臨床研究会の会員医師のリストや、会員医師による**MDα**（医療用バージョンのSD:スーパーデトックス）を使用した、改善例・寛解例・治癒例などについても、本書巻末のURLから情報を得られる用にしていく予定です。

**【本書に関する情報提供URL】**

**https://kenryo.site/ISBN/9784881442647/**

# 第七章

## ＭＤα開発秘話

ＧＳＩ研究所株式会社　研究開発者
長谷川幸夫

## ◆ＭＤα開発のきっかけと道のり

私が以前に手掛けた開発はＩＴ関係でした。

「ある業界の標準システム」をＩＣカードで構築するというもので特許2件を取得しました。

ですが、安穏と特許権の権利を享受出来るものではなく、利権に絡む大企業や闇に蠢く人たちありと実感する一種異様な日々でした。

そのような喧騒も去り2003年頃より、次の仕事に想いを馳せられるようになった頃、そうしたことを色々と相談していた私の師とも言える方がガンになり、闘病むなしく僅か3カ月足らずで亡くなりました。

ガン治療が命を縮めるという不可思議な構図には、どう考えても腑に落ちない矛盾が横たわる事を感じ、それが頭から離れなくなりました。

そこで医学が生まれた歴史、ガン治療の歴史、ガンを治療せず放置する医療の在り方、知識の希薄な私たちが日々簡便な方法で実践できる健康保持の在り方、などについて本や文献を読み漁りました。

そして一年後、ぼんやりと「何をすべきか」が見えてきました。

ヒトが地球に生まれた環境と現代は何が違うのか。

「ヒトが健康に生きる」と言う事は生きているすべての人が希求していますが、何が健康を阻害しているのか、その原因と解決方法が課題であることが見えてきました。

お尋ねします、皆さんの命は化学物質で出来ていると思いますか？

この認識が希薄になっているから、化学物質に対して抵抗がなくなってきたのだと思います。

いつまで経っても腐らない食品を好み、医薬品を好んでいるようにしか見えない日々になってしまったのです。

この意識の改革を唱えない限り、命はおろか健康なんて手に入る筈が無いのです。

地球上には大別してヒト、動物、植物が存在しますが、共通しているのは「細胞核をもつ生物」ということです。

生物種ごとの基礎的な代謝がありますが、どの基礎的代謝においても、人工的な化学物質で一滴の血液も作られるものではない、ということを肝に銘じなければ、自分も子孫も繋がっていきません。

いわば自己責任なのです。

言い換えると、命が生まれたのは天然成分のみによって基礎代謝が行われ、やがてそれが免疫となり病気の予防に唯一の糧となり、それに対して不要となった老廃物や化学物質を体外にデトックスすることが、両輪にならないと保てないことを知って頂かなくてはなりません。

この仮説が本当だとして、それを証明しなければ何の役にも立たないと言う危機感がありました。

そしてそれと同時に、加齢と病気は避けられないにしても、日々の習慣によって病気の予防が出来れば、どれ程多くの人の役に立つだろうと、勝手なワクワク感が湧いてきたのです。

開発の端緒として注目したのは、分子矯正医学を開かれたライナス・カール・ポーリング博士です。ノーベル賞を二度受賞された方です。

博士が提唱されたこの医学は、アメリカ連邦政府が未来の健康のあるべき姿を示すことに対して大きな貢献をしました。

以降、アメリカでは乳ガンと前立腺ガン以外のガンは減少傾向となっています。

分子レベルで足りていないものを補うことで実現した成果でしたが、その一方で遺伝子が傷つくことを原因とする疾病は、なかなか解決出来なかったという事実もあったようです。

半世紀を経て遺伝子が何故傷つくのか、が解明されて来て、医学も研究者もこれを認識していますが、まだ正答を公表していません。

それは何故か？　何故公表しないのでしょうか。それは、医療ビジネスがおかしくなるからです。

前後してフレデリック・S・メイシー博士は、コロイド理論によって劇薬の粒径をマイクロサイズからナノサイズにすれば有益な物質となることを、自らが飲んで証明されました。

日本にも牧野民蔵（薬学博士）が、海草からヨウ素を抽出し、終戦直前、広島に投下された原爆の後遺症（ケロイド状の皮膚）の治癒に多大な貢献と功績を残されました。

その後、二人の厚生大臣（橋本龍太郎・渡辺美智雄）より2回、「高血圧の治療薬」として製造承認を受けましたが、なぜか工場は稼働出来ないまま断念することとなりました。

その時、もし二人の厚生大臣のどちらか一人でも、牧野民蔵博士に温かい手を差し伸べていれば、分子矯正医学に並んで世界の医学界に貢献しただろうと思うと残念でなりません。

こうした先人の功績に倣い、適量であれば栄養学的作用効果をもたらし、大量になれば薬学的作用効果を顕す物質はないだろうか?との探索が始まりました。

内的疾患の原因と言われる化学物質をデトックスする事が可能な天然物質の探索と、

その加工方法があれば、「予防と治療」に寄与出来ると考えたことが開発のきっかけです。

命と健康の命題は、知識の多くない私たち一般の人でも、日々簡便な方法で**基礎的な代謝を元に戻せる事と、体内に溜まっている化学物質をデトックスできること、**これ以外にはありません。

そして、この方法こそ100年経っても褪せない健康を保つための目標なのです。


振り返ってみてください。

日本の医療行政に携わる方たちが広い視野をもって国民の健康を真剣に取り組んでいれば今日の膨大な医療費にはならなかったはずです。

特定保健用食品や機能性表示食品の数が増えた分だけ、病気の予防効果が上がったでしょうか?

否、ブームに乗った大企業への利益誘導だけの様な感がします。

今の医学が実現していない「予防と治療」に役立つ物質であれば、先進国の医療費の膨張を解決出来ることに寄与出来るはずです。

医療費の膨張が国家予算を揺るがしかねない事態となっていることに対して、真剣さを感じないのは、もはや人災だと思います。

政治家の怠慢と、研究者のエゴと、一部の巨大企業が利益誘導を目論んだことで「ゆりかごから墓場まで」病人を増やし続け、医療はビジネスの好餌となってしまいました。

**生体がもつ分解酵素は天然成分にしか反応しません。**

**生命誕生には、一切人工的な化学物質は介在していません。**

この事実を忘れているかのように、衣食住に化学物質が氾濫し、体内に蓄積する化学物質が原因で遺伝子を傷つけた結果の疾病を、医薬品という化学物質で拮抗・阻害させることを現代の医学は「治療」と言っているのです。

ガン治療は命を縮め、アトピー性皮膚炎に使われるステロイド剤は医師が病気を作っている、と言っても過言ではないと思います。

**副作用を甘受しなければ、治療しないという踏み絵のようです。**

この問題は、知識をもつ人たちが分野横断的に叡智を持ち寄れば、もっと早くに解決したはずです。

私たちサイレントマジョリティは今この一瞬も「何故、現代医療は、元の健康に戻してくれないのか？」と潜在的な疑問を抱えています。

患者の希求と医師の治療に大きな乖離がある中、真の健康を求めてやみません。


世界の現状を鑑みて、ライナスポーリング博士のノーベル賞論文や、フレデリック・Sメイシー博士のコロイド理論は、健康に役立っていると思われます。

また、昭和初期の薬学博士、牧野民蔵兄弟が作ったヨウ素をもとに改良、進化させ、現代に有効なコロイド化を得ることが出来ないだろうか。

命と健康を保つ本質と定義と概念は、これら三学者の研究成果に凝縮されていると確信をもって研究開発の課題としました。


すべての人に理解して貰うには「命と健康を保つ」本質・定義・概念を改めなければなりませんでした。

「健康になるにはおいしいものを食べて適度の運動をして睡眠を充分に……」

このような戯言で、本当に健康が手に入るのでしょうか。

**本質**とは、人は自然から誕生し、食べ物は自然のものしか分解出来ません。

**定義**とは、可能な限り化学物質を避けなければいけない、ということです。しかし今日、生きる上で化学物質を避けては暮らせない状況となってしまいました。ならば、内に蓄積する化学物質をデトックスする習慣を心掛けなければなりません。

**概念**とは、命と健康を保つには「基礎的代謝を賦活し、免疫を基に戻し、体内に蓄積する化学物質を分解・解毒・排泄すること。即ちデトックスするしかない」ことを知る以外にはない、という結論に至ったのです。

では分子矯正医学に何を加味すれば良いのでしょうか?

ライナスポーリング博士が特定した元素（ミネラル）は、食べ物がアミノ酸に変わる時の触媒物質であり、必須元素なので欠乏しないようにする必要があるとされています。

「果たしてミネラルはアミノ酸に変わる時、即ち、基礎代謝の触媒物質としての働きだけなのでしょうか」

化学物質のデトックスにも作用効果を求めるには、基礎代謝の賦活とデトックスは両輪となってこそ意味があると考えました。

ミネラル以外にもデトックスに作用効果を顕す天然物質は何だろうか？

吸着とキレートが拮抗しない天然物質とは何か？

21世紀の今、化学物質は概ね粒径がナノサイズとなっていることを考えると、デトックスされるには同等のナノサイズであることなど想像は広がるばかりの日が続きました。

そこでまずは、必須元素のヨウ素を海草から抽出し有機化し、粒径を18〜20ナノにして貰いました。

次に細胞外体液であるリンパ液の電位を上げようとして、天然物質で最も電解能の高いフルボ酸を見つけ、ドナーにもレセプターにも作用効果をもつことを文献で知って、これを加えました。

さらに、体を構成する最も多い元素である珪素に「質」を求め、概ね5ナノの粒径としてこれを加えました。

あとは配合比です。

ミネラルが体内に必要な至適存在量を示す文献や示唆はなかったため、適比を見つけるのにかなりの時間を要しました。

基礎代謝の物質群は副作用が無く、遺伝子を傷つけず、予防にも治療にも供する可能性が広がるのではと言う推論のもとで、自らがバイオセンサー（実験台）となって試す日々が続きました。

そして細胞核を有するヒト、動物、植物に対して順次、作用効果をみたくて、先ずは動物実験で難治性の皮膚病（真菌・アカラス・膿皮症・脂漏性皮膚病）に治験し、効果を確認しました。

治験の内容の通り（※注）これらの皮膚病はどれも、動物医が特効薬をもたない病気だったからです。

次に植物にも試験してみました。

稲は育苗時と植え付け時の二回使って収穫したところ、一本の穂を比較した時、米粒は2～3粒に増え、茎も少し太くなっていました（高知県で実験を実施しました）。

このような経緯を経て効果を確認してから、希望する人に無償で試して貰ったところ、実に多くの方の不調が改善されるようになって来たのです。


（※注）治験の内容は巻末のリンクＵＲＬよりご確認ください。

【本書に関する情報提供ＵＲＬ】

https://kenryo.site/ISBN/9784881442647/

開発の開始からここ迄に8年が過ぎました。

その後、福岡に一般社団法人健康医療医学会が設立されて理事として参加しました。

この医学会に参加された医師たちの理解を得て、糖尿病やガン患者に使って頂く機会が増えました。

そして分かった副産物は「医薬品の副作用を緩和、消去しているらしい」という事でした。


現在では、実に多くの方の体調不良を改善されていると医師から報告を頂くようになりました。

病気が治ったことを誇示したいのではなく、基礎代謝を賦活出来れば、病気になりにくい体質に変えることが出来るのではないか、と言う仮説が証明された事が何よりの成果であったと思うのです。


ご存じの通り基礎代謝にほぼ個体差はありません。そのため基礎代謝を賦活し、体内の残留化学物質をデトックスすれば、ほとんどの人で効果が上がると思われるのです。


今回の新型コロナウイルスの感染拡大を受けて、アメリカでは政治家と医学者への不信感が増大したと伝えています。

こうした歴史的背景と根源的な原因を排除すれば、すべての人が求めている健康の概念・定義・本質を改めることが出来るのではないでしょうか。

そして、この健康の概念・定義・本質を伝えることで、新しい習慣として取り入れられれば、１００年先も健康で生きられることに繋がる筈です。

最近出版された量子テレポーションに関する書籍でも、同じことが明らかにされています。

基礎的な代謝の賦活と、体内に蓄積され続ける化学物質を分解・解毒・排泄、即ちデトックス出来る共通の天然物質群を探究して完成したＭＤαが受けた評価はこの本で臨床報告された内容の通りです。

今は亡きライナスポーリング博士、フレデリック・Ｓ・メイシー博士、牧野民蔵博士、三人の功績に私が目論んだ基礎代謝を賦活させる物質群を補完したらエントロピーの法則（すべての物質は酸化に向かう）と、糖化を防ぎ体内を還元に促す、即ちリバランシングする新しいマイルストーンとなり得るのではと伝えたいのです。

個体差なく、客観性と再現性があることを確信した18年目の春のことでした。

最後に、長野県中野市、たかはしクリニックの院長がこのような素晴らしい成果を発表して頂き、開発者として感極まる思いです。

時同じくして長谷川武夫先生が明らかにして下さったマウスの実験において、毒性が無く抗ガン活性があり、糖尿病の抑制効果があり、小腸の絨毛が元に戻り、栄養の取り込みと老廃物や化学物質のデトックスに関与している所見に驚きを感じ、開発者冥利に尽きます。

一人でも多くの方の健康に役立つであろうことを、実践頂いたお二方に、敬意と尊敬を申し上げます。ありがとうございました。

## ◆普遍と適応

多くの人は普段は忘れていますが、生物種ごとの基礎代謝は普遍です。

健康を追求するためには、この事実を知らなくてはなりません。


人を含む全ての生物は誕生から今日まで、進化と適応を繰り返してきました。

体調を壊したり病気になったりしますが何故、元の健康に戻れないのでしょうか。

生命活動のコア（核）で連綿と代謝している基礎物質は何一つ、変わっていないのです。

命と健康を保つ為には変わってはいけないことを知らなければなりません。

結果として地球環境や多くの人が等しく健康に生きられるために必要なことが、おきざりにされているのが現状です。


普通に暮らしている多くの人は体調不良や病気になって初めて、どうすれば病気にならないか、元の健康に戻れるのかを真剣に考えようとします。

そのサイレントマジョリティ（もの言わぬ大衆）の命を保持する活動は基礎代謝によっ

て支えられていますが、この基礎代謝に必要な物質群は変わってはならないのです。

ところが産業や生活の進化に伴って化学物質が溢れ、どう適応すれば良いかが分からないまま、否応なく適応を求められていることを指摘するのは誰の役目なのか？化学者なのか、医師なのか。

いづれにしても生物種すべてが適応しなければ存続が危ぶまれる事態となっていることを認知、理解すれば「何をなすべきか？」は、明白なのではないでしょうか。

化学物質が生物種の体内に侵入すれば基礎代謝の阻害だけではなく、慢性炎症が生じ、やがて病気が発生する事は既に医学が認知しているのに何らの解決策を見つけようとしない医学と関係省庁の怠慢と言うには不適切でしょうか？

用済みの化学物質は、デトックスする以外にどんな方法があるのでしょうか？

関係省庁の官僚は「化学物質は化学物質でしかデトックス出来ない」とか、基礎代謝と言う言葉を使うな、とか馬鹿げたことを言っています。

これを怠慢と言わずして何と言うのでしょうか？

関係省庁は5年先、10年先の国民の健康を考えているとは到底思えないのです。

デトックスしか解決法がない事を認知・理解しない限り、命も健康も守れないのが今の日本の現状です。

誰であっても、真実を告げる人を排除しようとする体制や法律こそすぐに改正すべきなのです。

**病気から回復することを健康と言うのではなく、免疫が正常になった状態のことを健康と言うのです。**

マザーテレサは、『人の苦痛は、自分が生きることで人の手を煩わせる事である』と言っています。

人は生れたことは選べませんでしたが、死ぬことは撰べます。

しかし選ぶことも出来ないまま周囲の人の手を煩わせる苦痛は、最も辛いであろうと思います。

**可能な限り、ピンピンコロリでありたいと思います。**

## （あとがき）MDαの開発者として

健康と医療は死ぬまで隣合わせにあります。

この開発を始める時に漠然と世界の名医と言われる医師たちは、病気とどう向き合っていたのかと 歴史を振り返ってみました。共通していたことは「この患者の病気の原因は何だったのだろう」と思った事と、「改善の最善には何が必要だろうか」と述懐されている事を記憶しています。

自己免疫機能が回復するための順序が漠然とし、その手前にある基礎的な代謝も漠然とし、「食」にたどり着けていないのです。


ローマ時代に生きたヒポクラティスは「食」を語れない医師は医師ではないと言いました。また、江戸時代に生きた徳川家康は「食は命なり」と断言しています。

時代背景は随分とかけ離れていますが、想像するに分析装置もない時代にそれぞれが指摘しているのです。特にヒポクラティスの存在は、医学書の冒頭に「ヒポクラティスの誓い」と掲載されていますが医師となられてからは忘れてしまった医師が多いのではないかと思います。

機会があれば医師にお尋ねになってみてください。

「先生、ヒポクラティスはどんなお医者さんだったのですか」と。

多くの方からご相談を受けるのは、今の症状についてです。

病気が自己責任だと分かっている患者さんがクリニックに行って、症状だけを伝えるから対症療法となってしまっているのが現状です。

患者さんは食を語らず、医師もまた食を語りません。健康に戻れる最も大きなファクターは自己免疫機能なくしてあり得ない事であり、自己免疫機能がどうすれば回復するのか、逆順すれば基礎的な代謝であること、食育であることにフォーカスしなければならないことに気付けたのではないかと思います。

免疫の機能低下や機能不全を引き起こす内因性が何なのか、ノーベル賞を二回受賞されたライナス・カール・ポーリング博士も指摘出来なかったのです。

最も重要な情報がわからない検査データだけを基に、治療を始めるからおかしくなってしまうのです。

お医者さんは怒るかも知れませんが、「自己免疫が個体差なく元に戻る順序と方法をご存じですか」と、お尋ねになってみてください。

私は何度か医師とも激論を交わしましたが正答を下さった方、一考ありきですねと言って下さったのは、高橋院長とあと二人だけです。

また、一般的な検査の結果だけでは体内に蓄積されている化学物質の量と質が分析出来ていないことも問題です。重篤な症状には必ず蓄積されている化学物質の量と質が比例している筈だからです。

一番大切な指標が欠落していて適切な治療をして貰えるのか疑問です。急がば回れ、体内の分解酵素が働く天然成分なら徐々に反応を示し良化が現れます。

高橋院長からも飲用から約二カ月位で栄養分析が正常に戻っているという貴重な所見を頂きました。

世界にはこのデータに並ぶサプリメントは未だありません。

ＭＤαを通じて基礎代謝の賦活とデトックスが両輪となることの大切さをお伝えした

かったのです。ＭＤαが残せた結果は、このような考え方で得られたものです。

皆様方が日々簡便な方法で今日からでも始めることができ、１００年先になっても健康の道標にお役立て頂けるのであれば願ってもないことです。

ＧＳＩ研究所株式会社　研究開発者　長谷川幸夫

# プロフィール

## 高橋　嗣明（たかはし・つぐはる）

1963年 東京都生まれ。

医学博士。

北里大学医学部卒業（専門は形成外科医）。

北里大学大学院 医療系研究科修了（研究は東京大学の再生医療の講座でヒト軟骨細胞の培養研究）。

2005年より長野県在住。

2013年長野県中野市で「たかはしクリニック」開業。

現在、オーソモレキュラー療法、解毒治療、エネルギー医学の治療で根本治療に取り組む。

著書に『学校に行けない子供 仕事に行けない大人』、『ヘバーデン結節がよくわかる本』がある。

## 長谷川幸夫（はせがわ・ゆきお）

京都府生まれ。

GSI研究所株式会社 代表取締役。

GSIホールディング株式会社 代表取締役。

MDα（マルチデトックスアルファ）研究開発者。

## 一般社団法人日本先進医療臨床研究会

「ガン難民・難病難民の救済」を目指して、医師・歯科医師を中心に、医療従事者、医療・健康関連企業、研究者、および、志ある一般の方たちから構成される研究会です。
現在の標準的な治療法では完治が望めない様々な疾患に対して、
最先端医学から伝統療法まで様々な治療法とその組み合わせを
医師と患者の同意のもとで実際の治療で効果を試し、
症例報告の集積によって治癒・改善・再発防止の効果を検証しています。
また、ガン・心臓病・脳卒中・自己免疫疾患・神経変性疾患など
様々な病気の状態を測るマーカー検査の検証も行っています。

MD α（マルチデトックスアルファ）の詳細なレポートをダウンロードされたい方は、以下のURLからお願いします。

◆本書に関する情報提供ＵＲＬ
https://kenryo.site/ISBN/9784881442647/

MDαの情報、ガン・難病の治療に関するお問い合わせは
一般社団法人日本先進医療臨床研究会の会員医師にて対応いたします。
下記事務局（03-5542-1597）までお問い合わせください
＜一般社団法人日本先進医療臨床研究会＞
サイト：https://jscsf.org/　　メール：contact@jscsf.net
FAX：03-4333-0803（24時間受付）

# 新型コロナ ワクチン後遺症の早期改善が叶う 薬物を用いない治療方法

この療法は多くの難治性疾患からガン治療までを網羅します。

2022年11月30日　第1刷発行
2023年 9月30日　第4刷発行

著　　者　高橋嗣明
協　　力　長谷川幸夫／日本先進医療臨床研究会
発 行 人　小林平大央

発 行 所　健療出版／株式会社健康長寿医療維新
〒194-0215 東京都町田市小山ヶ丘6-1-217
電話: 042-625-1841

印刷·製本　株式会社エデュプレス

落丁・乱丁はお取り替えいたします。
※定価はカバーに表示してあります


ISBN978-4-88144-264-7　C0047